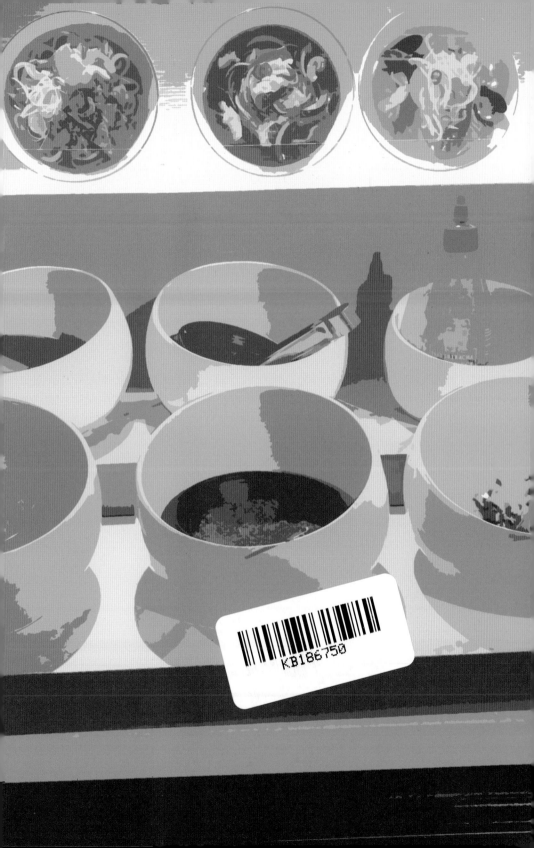

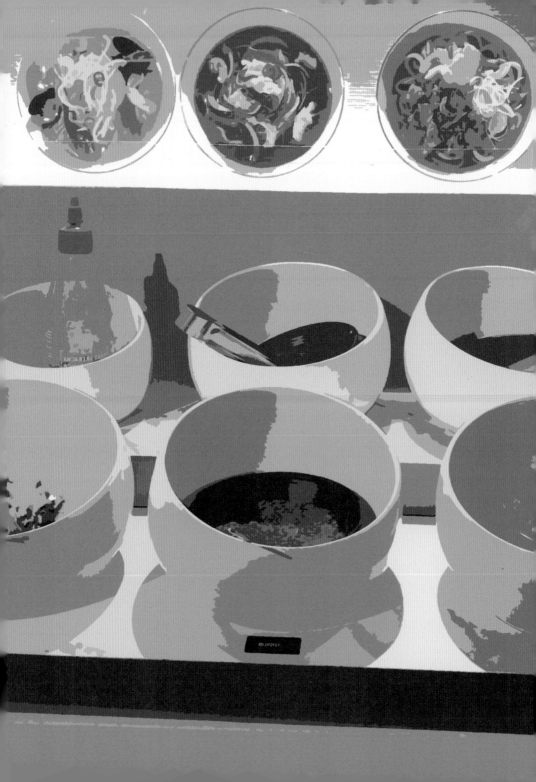

따라하기 참 쉬운 천기누설 당뇨 식사법

약 없이 당뇨를 완치하는
당뇨병 식이 요법

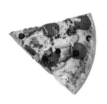

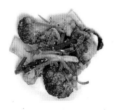

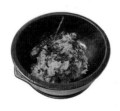

약 없이 당뇨를 완치하는
당뇨병 식이 요법

지은이 ㅣ 중의한방연구회

펴낸곳 ㅣ 지식서관

펴낸이 ㅣ 이홍식

디자인 ㅣ 지식서관 편집부

등록번호 ㅣ 1990. 11. 21 제96호

주소 ㅣ 경기도 고양시 덕양구 고양동 31-38

전화 ㅣ 031)969-9311(대)

팩스 ㅣ 031)969-9313

초판 1쇄 발행일 ㅣ 2022년 5월 10일

초판 2쇄 발행일 ㅣ 2023년 2월 15일

머리말

한국의 당뇨인 인구가 500만 명을 돌파했다고 합니다.

사회가 고도로 시스템화되면서 언제 어디서건 배달 음식으로도 주문할 수 있는 풍부한 먹거리도 원인이겠지만 과중한 업무로 인한 스트레스의 도피처로 먹는 것으로 스트레스를 푸는 사람이 많아지면서 발생한 일입니다. 게다가 자고 일어나면 인터넷은 물론 TV에서 먹방 콘텐츠가 유행하고 맛집 여행이 인기가 있습니다. 검소한 식단을 유지하고 싶어도 인터넷, TV 방송, 언론에서 먹방을 유행시킵니다. 이로 인해 10대, 20대층에서는 이미 육류와 제빵이 먹거리의 대세가 된 지 오래입니다.

아쉽게도 육류와 빵 같은 탄수화물 음식은 몸에 좋은 음식은 아닙니다. 적당히 섭취할 경우에는 몸의 에너지원으로서 훌륭한 역할을 하지만 스트레스 해소용으로 과식을 하다 보니 몸에 악영향을 주기 시작합니다. 그 대표적인 예로 당뇨병과 그로 인한 합병증인 혈액순환장애 증상입니다. 그래서 사람들은 당뇨병이 만병의 근원이라고 합니다.

혹시 지금 손발이 쑤시고 아픈가요? 십중팔구 당뇨가 중증으로 진행된 상태이거나 혈액순환장애 증상일 것입니다.

본서는 약으로도 치료되지 않는 병인 당뇨병을 식이 요법으로 치료하는 방법을 알려줄 목적의 책입니다.

지금 당뇨 진단을 받았다면, 이제 본서를 통해 당뇨병에서 승리하는 방법을 익히기 바랍니다.

2022. 05. 01 중의한방연구회

Part 1. 당뇨병과 식이 요법 기본기 공부하기

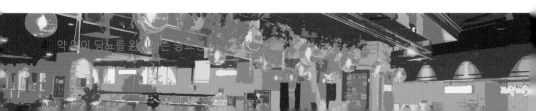

Part 2. 최적의 당뇨 식사인 생선 요리 잘 먹는 법

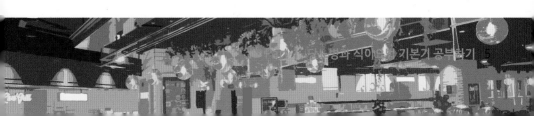

Part 3. 밥과 곡류의 당뇨식 하는 법

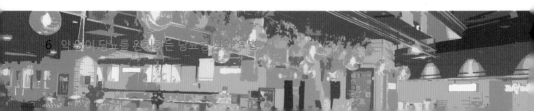

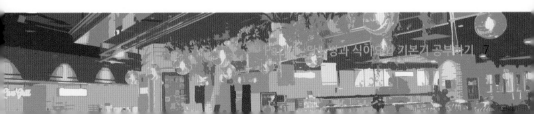

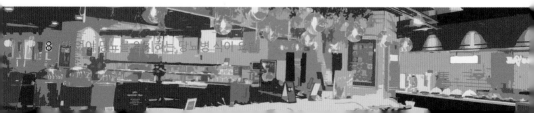

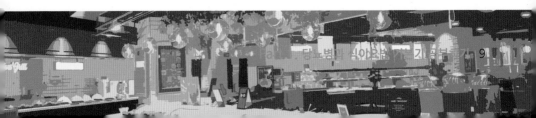

Part 4. 당뇨인을 위한 육류 찾아먹기

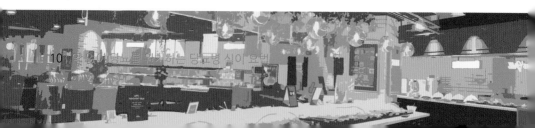

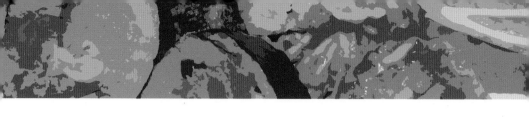

Part 5. 당뇨인의 분식, 면류, 빵, 과자 먹는 방법

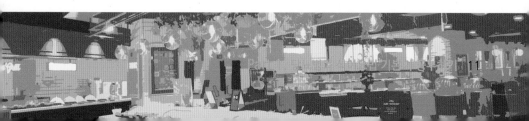

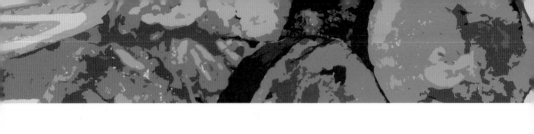

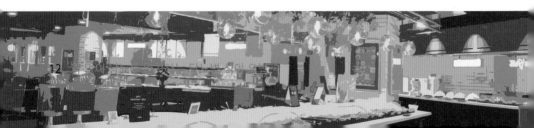

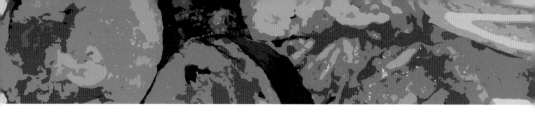

Part 6. 당뇨인의 과일과 반찬 먹는 방법

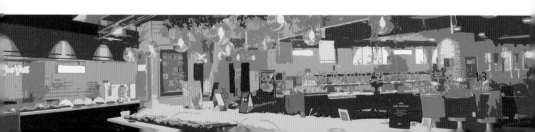

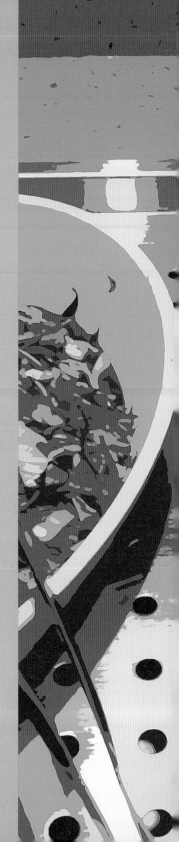

Part 1.
당뇨병과
식이 요법
기본기
공부하기

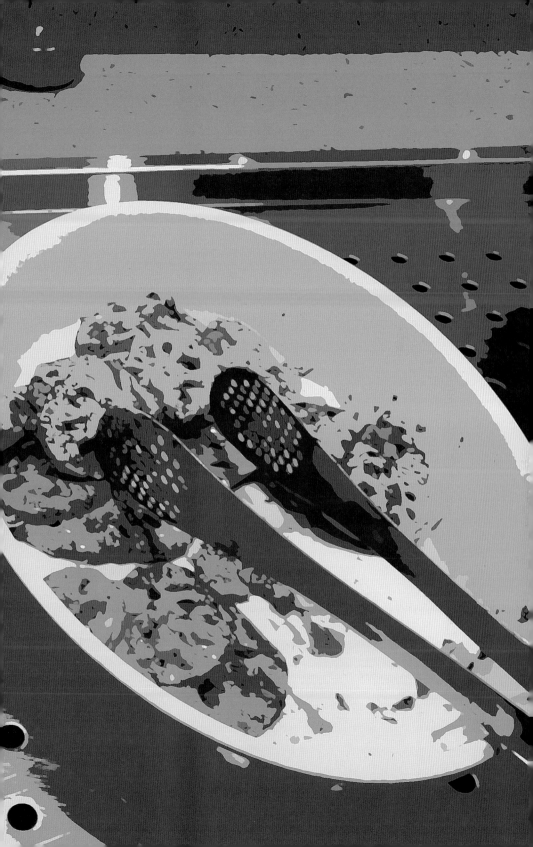

모든 성인병을 일으키는 근원이 되는 무서운 병
당뇨병이란 무엇일까?

당뇨를 이기는 식이 요법 식단을 공부하기 전에 먼저 당뇨병이 무엇인지 알게 쉽게 알아본다.

당뇨란 채내 혈관을 흐르는 혈액 속에서 설탕, 즉 당 성분이 기준치보다 높을 때 발생한다. 그래서 소변을 보면 임상적으로 오줌에 당이 많이 함유되어 나온다고 하여 당뇨(糖尿)병이라고 한다.

언뜻 보면 소변으로 당이 배출되는 병이라고 간단히 생각하는데 천만의 말씀이다. 혈액에 당이 넘치지만 몸에서 소모를 시키지 못해 그것이 어쩔 수 없이 소변으로까지 나오는 것이다. 당뇨가 나오는 상태가 되면 매우 위험한 상태다. 자신은 지각하지 못했지만 몸은 이미 병이 시작된 상태라는 것이다.

그럼 왜 혈액에 당이 많아지는 것일까?

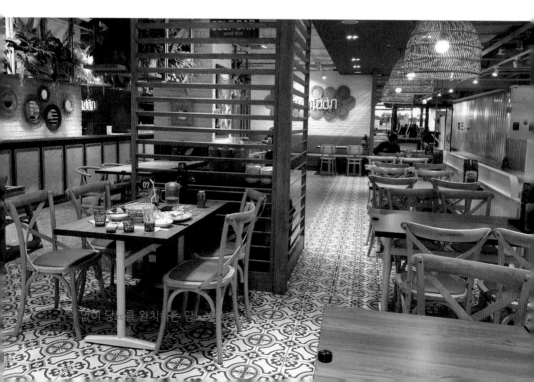

음식을 섭취하면 위장에서 소화가 된다. 이때 섭취한 음식물 중 단백질과 지방을 제외한 탄수화물은 당으로 변해 혈액에 합류된 뒤 사람이 운동을 하거나 노동을 할 때의 에너지원으로 사용된다. 농사꾼이 노동은 한 후 밥을 먹거나 설탕물을 마시면 피로가 빨리 풀리는 것은 노동에 의해 소모된 부족한 당을 채웠기 때문이다.

그런데 현대인은 몸을 움직이지 않는 상태에서 필요 이상으로 탄수화물을 섭취한다. 쌀, 빵, 떡, 과자가 대표적인 탄수화물 식품이다.

섭취한 탄수화물은 당으로 전환되어 혈액에 합류하고 에너지원으로 사용되어야 하는데 사람들이 먹는 양에 비해 운동을 덜하니까 혈액의 당은 에너지로 소비되지 않고 혈액에 계속 체류한다. 이때 혈액에 있는 당은 혈당이라 부르고 영어로는 Glycemic이라고 한다.

혈당이 높으면 민간에서 흔히 말하는 끈적끈적한 피가 된다. 혈관을 따라 잘 흐르던 깨끗한 혈액이 끈적한 피로 변하면 혈관 내벽에 달라붙는다. 그로 인해 혈관이 점점 좁아지면서 혈액순환에 문제가 생기고 때로는 혈액이 뭉치는 혈전이 발생해 모세혈관 같은 작은 혈관을 틀어막기도 한다. 시체말로 어느날 몸 한쪽에서 피가 안 통하는 큰 문제가 발생하면서 한쪽 몸이 마비되거나 전신마비 내지는 치매가 발생한다. 당뇨는 그런 병을 일으키는 가장 큰 요인이라는 것이다.

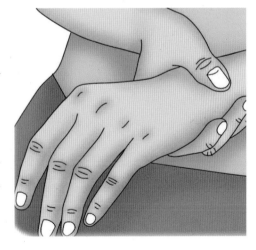

피가 끈적해지면 혈관 문제가 발생하므로 이를 방비하기 위해 혈액에서 당 수치가 오르면 몸이 자동으로 췌장에 신호를 보낸다. 췌장은 혈액의 당을 줄이기 위해 인슐린을 만들어낸다. 인슐린은 혈액에서 당이 직정 수준 이상이면 시방으로 선환시켜 혈낭을 낮추면서 혈액을 깨끗하게 청소하는 기능을 한다.

여기서 한 가지 문제가 발생한다. 어쩌다 한번 밥을 두 공기 먹은 경우 혈당이 두 배로 높아지는데 이때는 췌장이 열심히 일해 인슐린을 두 배로 만들어서 혈당을 지방으로 전환해 낮추어준다. 그런데 이런 일을 반복해서 하다 보면 췌장은 혹사를 당한다. 혹사를 당하던 췌장은 더 이상 혈당을 조절할 능력이 안 되면 결국 망가진다.

당뇨병이란 췌장이 망가져 인슐인이 제 기능을 못하는 상태임을 뜻한다. 췌장이 망가진 상태이거나 망가질 것 같은 상태이므로 혈액의 당은 점점 높아져 당뇨 진단을 받게 된다.

초기 당뇨는 진단을 받아도 몸에 이상이 없기 때문에 사람들은 당뇨가 무슨 병인지 알지 못한다. 당뇨약을 먹으면 치료되는 병으로 생각한다. 천만의 말씀. 당뇨는 약으로 치료되는 병이 아니다. 당뇨가 약으로 치료되는 병이면 국내에 당뇨 인구가 500만 명이나 존재할 수 없기 때문이다.

그 후 당뇨는 식단 관리를 하지 않으면 본격적으로 악화된다. 먼저 몸의 각 말초신경, 즉 몸의 사방에 있는 모세혈관부터 혈관이 막히게 된다. 그 예로 손발저림이 시작되어 평생 동안 계속되거나 원인을 알 수 없는 두통이 평생 동안 계속된다.

모세혈관이 망가진 후에는 무슨 일이 벌어질까? 당뇨는 점점 몸의 더 큰 혈관을 막히게 한다.

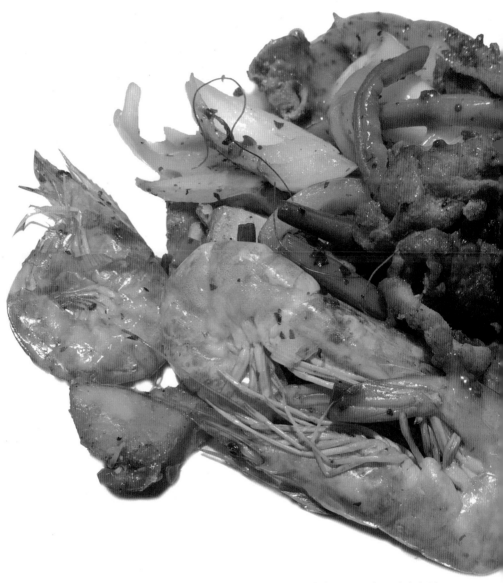

　당뇨 진단을 받으면 몸에 징후가 없어도 탄수화물의 섭취를 조금씩 줄여가야 한다. 쌀밥과 떡, 밀가루로 만든 면발 음식, 과자와 빵이 이에 해당한다. 육류는 조금씩 섭취할 수 있지만 이마저도 혈관이 악화되는 것을 막기 위해 90%는 줄여야 한다.

　당뇨가 조금 심해지면 간단히 말해 이전에 먹어왔던 음식의 90%를 못 먹는 상황이 된다.

　그렇다면 왜 음식물을 먹지 못하는 것일까? 먹으면 몸이 쑤시고 아프기 때문이다.

당뇨병의 초기 증상 5가지

무증상

병원에서 종합 검사를 받거나 다른 문제로 검사를 받았는데 뜬금없이 당뇨병이라는 진단이 나온다. 때로는 다른 곳이 아파서 병원을 찾았는데 당뇨가 왔다는 것이다. 당뇨인 대부분은 별 생각없이 종합 검진을 받다가 뜬금없이 당뇨, 고혈압, 부정맥 등 5가지 병을 한꺼번에 확진받는다. 그 후 5가지 약물을 동시에 처방받고 1년 이상 먹고 있던 중에 몸관리를 잘못해 저혈당을 여러 번 겪고 그 후에도 예전 식습관을 버리지 못해 손발저림, 두통, 당뇨발, 시력장애의 4가지 당뇨병 증상이 한꺼번에 터지는 사람도 있다. 그 4가지 증상을 80% 이상 회복하는데는 1년 이상 노력이 필요한데 대부분 식이 요법에 의해서이다. 당뇨약 대신 식이 요법에 적극 대처해야 한다는 뜻이다.

이와 같이 당뇨는 진단을 받아도 보통 무증상인 경우가 많다. 무증상이 조금 심화되면 그때부터 손발저림 같은 당뇨 초기 증상이 나타난다. 당뇨는 무증상일 때 바로 식습관을 최대한 개선해야 한다. 그렇지 않으면 평생 당뇨를 안고 살아야 하기 때문이다.

손발저림	두통	당뇨발	시력장애

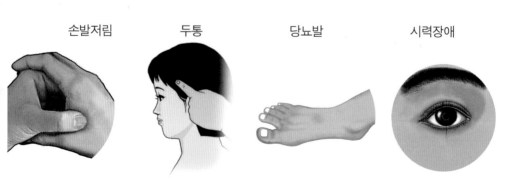

손발저림

당뇨는 모세혈관부터 막히면서 몸이 망가지는 병이다. 그것은 당뇨 초기에 손발저림이 시작되면 알 수 있다. 증상은 손발저림과 함께 손 끝마다 감각이 없다. 심하면 서림이 심하며 춥고 바늘로 쑤시는 듯하고 장작불에 구워서 불타오르듯 얼얼해진다. 손발저림이 개선되는 데는 약 없이 식이 요법으로 1년 정도 걸린다. 필자의 경험에 의하면 정상 상태로 돌아가는 것은 요연하고 80%는 개선되는 것으로 보인다.

두통

이유없이 머리가 무겁다. 뚜렷하게 아프거나 통증은 없다. 머리 속이 30% 정도 안개에 싸여 있는 느낌이다. 심한 날은 업무에 집중을 못한다. 조금 누웠다가 일어나면 개선되지만 2시간 뒤 다시 머리 속이 무거워진다. 일반적으로 혈당이 낮아지면 개선되고 밥 먹은 후에는 다시 도진다. 1년 내내 두통이 사라지지 않고 매일 같은 상태가 유지되므로 집중력이 사라지고 업무를 볼 수 없는 멍한 상태가 된다.

당뇨발

손발저림의 연장선으로 두 발이 매우 저리고 통나무로 된 발처럼 느껴진다. 걸을 때 발이 없는 느낌이라 걸음걸이가 불안전해진다. 혈당이 높은 날은 두 발을 장작불에 올려놓은 듯 통증이 심하다. 조금 심한 날에는 몸이 덜덜덜 떨릴 정도로 쑤시고 아프다.

당뇨 식이 요법으로 혈당 관리에 성공하면 당뇨발도 1년 뒤면 정상일 때의 80% 수준으로 호전된다. 호전되어도 빵 같은 것을 먹으면 다시 악화된다.

시력장애

시력이 전체적으로 흐릿해진다. 글씨가 보이지 않는다. 백내장 등의 노인성 안구 질환도 겹치게 된다. 빛이 들어오는 곳은 뿌옇게 보이고 눈이 부셔서 제대로 못 본다. 나트륨 부족 증상과 함께 발병하면 사물이 2개로 겹쳐 보일 수도 있다. 이 역시 당뇨를 개선하지 않는 한 1년 내내 매일 계속되다가 시력을 영구 손상당할 수 있다. 이 역시 당뇨 식이 요법을 1년 정도 하면 정상 때의 80% 수준까지는 복원된다.

당뇨병 초기 증상인 손발저림, 두통, 당뇨발, 시력장애는 혈당이 높아서 벌어지는 증상이다. 당뇨 증세가 심하면 이 4가지 병증이 동시에 발생하지만 식이 요법을 잘하면 1년 내 80%까지는 복원할 수 있다.

저혈당

당뇨병의 반대 성격인 저혈당은 그날 섭취한 탄수화물보다 더 많은 운동에너지를 사용한 경우 발생한다. 즉, 혈액에 있는 당이 전부 에너지원으로 소진된 후 더 끌어다 쓸 당이 없을 때 저혈당이 발생한다.

밥을 먹지 않고 노동이나 운동을 심하게 했을 때에도 저혈당이 발생한다. 당뇨약을 먹는 상태에서 식이 요법으로 탄수화물 섭취를 줄이고 있다면 먹는 양도 부족한데 약으로도 당의 흡수를 억제하고 있으므로 혈당이 두 배로 낮아져 저혈당이 발생하기도 한다.

저혈당은 혈당지수가 50 이하이면 위험하고 30 이하이면 바로 기절한다. 저혈당으로 인한 현기증이 오면 즉시 사탕 2개를 섭취해 혈액에 당을 공급한 뒤 의자에 앉아 30분 정도 쉰다. 집에 귀가해 밥 한 그릇을 먹은 뒤 푹 자고 일어나면 다시 정상 혈당으로 돌아온다.

당뇨병의 후기 증상과 합병증

당뇨를 성인병의 왕이라고 부르는 것은 당뇨 이후에 이어지는 당뇨성 합병증이 무섭기 때문이다. 당뇨 환자가 당뇨병 중기나 후기에 경험하게 되는 합병증은 어떤 것이 있는지 간략히 정리하였다.

혈관 질환, 동맥경화, 혈액순환장애

혈액의 조성이 진해지면서 각종 불순물이나 찌꺼기가 혈관 내벽에 달라붙는 빈도가 높아지면 혈관은 두꺼워지고 딱딱해지면서 결국 동맥경화가 온다. 아울러 혈관의 혈액이 흐르는 통로는 점점 좁아진다. 혈전이 생겨 흐르다가 좁은 모세혈관을 막아버린다. 그로 인해 혈액순환이 되지 않는다. 이 모든 혈관 질환은 사실 당뇨병이 원인이다. 당뇨병에 의해 맑고 깨끗했던 혈액이 점점 혼탁해지기 때문이다.

다리 절단

당뇨병으로 인해 혈액이 끈적거리면 가장 먼저 좁은 혈관인 모세혈관부터 막히면서 피가 돌지 않는다. 다리에서 그런 일이 벌어지는 것은 발저림이나 다리저림, 그것이 심해지면 당뇨발이다. 당뇨발이 발생하면 발이 저리고 아프며 자신의 발처럼 느껴지지 않고 감각이 없기 때문에 맨발로 유리조각을 밟아도 느끼지 못한다. 상처난 발을 제때 인지하지 못해 상처 부위가 자기도 모르게 썩으면 결국 발을 절단하는 상황도 벌어진다.

근육마비, 뇌졸증, 뇌출혈, 치매

모세혈관에서 시작된 혈액순환장애는 결국 더 큰 혈관인 동맥으로 확대된다. 몸이나 뇌의 왼쪽이나 오른쪽에 피가 돌지 않는 구간이 발생해 한쪽 팔이나 다리에 마비가 올 수도 있다. 머리에서 혈관이 막히면 뇌경색이 발생한다. 최종적으로 인지 기능을 손상시키면서 기억력을 잃고 사람을 알아보지 못하는 치매를 발병시킨다.

당뇨를 이기려면 혈당 관리부터 시작
당뇨병과 혈당지수

혈당(GI)지수와 혈당 그래프

당뇨에 걸리면 혈액 속 당 성분을 줄여야 하므로 혈당이 높거나 급격하게 치솟는 음식은 피하고 완만하고 낮게 오르는 음식 위주로 섭취하게 된다. 그럼 왜 혈당이 치솟는 것을 막아야 할까? 혈당이 치솟으면 피가 끈석이면서 말초혈관이 막힌다. 말초혈관에서 피가 안 흐르면 몸이 아프기 때문에 음식의 섭취가 두려운 것이다.

식품별 섭취 후 혈당이 오르는 것을 알기 쉽게 수치로 정리한 것이 혈당지수(GI 지수)이다. 혈당지수는 간단히 말해 식후 2시간 동안 혈액 속의 당 상승도를 보여주는 것으로 이는 식사 때 섭취한 탄수화물과 당분에 의해 결정된다. 혈당지수를 급격하게 올리는 음식은 혈당지수가 높은 식품, 혈당을 느리고 완만하게 올리는 음식은 혈당지수가 낮은 식품으로 분류한다.

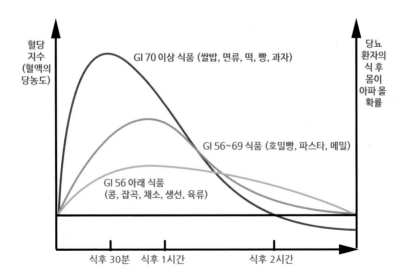

일반적으로 당뇨인은 이미 혈액 속 당 농도의 기복이 심하면서 혈당 조절을 전담했던 췌장의 인슐린 기능이 혹사하다가 결국 망가진 상태이기 때문에 혈당지수가 높은 음식을 섭취하면 당을 처리하지 못해 몸의 각 방면 모세혈관에서 피 흐름이 나빠지면서 쑤시고 아프다. 당뇨가 어느 정도 있는 사람은 혈당지수가 높은 쌀밥을 섭취하면 30분 뒤 당이 치솟으면서 바로 몸이 아픈 반응이 온다. 잘못 먹으면 몸이 아프기 때문에 혈당지수가 낮은 음식을 골라 먹는 것이다.

혈당지수와 당뇨 식이 요법

결국 당뇨 식이 요법이란 일단 몸이 안 아픈 음식을 찾아내어 먹는 것을 말한다. 일반적으로 혈당지수(GI) 70 이상인 식품은 전부 먹을 수 없다. 그럴 경우 당뇨인이 먹을 수 있는 음식은 전체 음식에서 10% 이하로 한정된다. 결국 GI 69 이하 식품을 찾아먹게 되는데 이것도 체질에 따라 몸이 아플 수 있고 먹는 양이 조금 많아도 몸이 아플 수 있다. 먹을 수 있는 음식물도 90% 줄어든 상태인데 먹는 양도 줄여야 한다.

결국 당뇨인은 무엇을 먹어야 할지 모르는 막막한 상태가 된다. 그런데 음식을 안 먹으면 에너지를 공급받지 못하므로 사람은 죽는다. 결국 무엇인가를 먹긴 해야 한다. 그러다 보니 GI 수치가 높은 것은 1인분보다 대폭 줄인 절반만 먹는 방법을 사용하거나, 그것도 몸을 아프게 하면 결국 GI 수치가 낮은 식품만 찾아 먹게 된다.

식이 요법이 성공하면 혈당 관리가 잘 되는 것이기 때문에 췌장의 혹사도 사라지고 때에 따라 췌장 기능이 복원될 수도 있다. 식이요법이 성공하면 당뇨는 정상 때의 80% 수준까지 완치될 수도 있다.

본인 1일 기초대사량 파악하기

당뇨 식이 요법을 시작하려면 먼저 자신의 생명 유지를 위해 기본적으로 필요한 1일 식사량인 기초대사량을 알아야 한다. 기초대사량이란 1일 동안 몸이 숨쉬고 잠잘 때 필요한 최소한의 에너지량이다. 본인의 기초대사량을 파악하면 하루 섭취량을 얼마로 제한해야 당뇨병을 호전시킬 수 있을지 파악할 수 있다.

기초대사량은 두 가지 방법으로 계산할 수 있다. 본인의 실제 체중으로 계산하는 방법과 본인 키에 해당하는 표준 체중으로 계산하는 방법이다. 표준 체중으로 계산하면 기초대사량이 표준 체중에 맞게 산출되기 때문에 아주 적은 양을 섭취하면서 살빼기를 같이 겸하게 된다. 이 경우 저혈당이 올 수 있으므로 자신의 실제 체중으로 기초대사량을 산출한 후 산출값의 10%를 줄여 섭취하는 것이 저혈당도 예방하는 안전한 당뇨 식이 요법이다. 참고로 당뇨 식이 요법은 당뇨약을 줄이거나 끊은 상태에서 시작해야 한다. 당뇨약을 먹으면서 무턱대고 식사량을 줄이면 십중팔구 저혈당 쇼크를 겪게 된다.

본인 키에 맞는 표준 체중으로 기초대사량 계산하기

본인 키의 평균 체중을 먼저 브로카 기법(Broca's method)으로 산출한다.

신장 150cm 미만 : 신장(cm) − 100
신장 150~160cm : (신장(cm) − 150) ÷ 2 + 50
신장 160cm 이상 : (신장(cm) − 100) × 0.9

키 170cm인 경우 : (170 - 100) x 0.9 = 63

키 170cm의 경우에 표준 체중은 63Kg으로 계산되었다.

아래 공식으로 추가 계산하면 하루 필요한 최소 기초대사량이 산출된다.

사무직 직종	보통 활동 직종	노동력이 많은 직종
표준 체중 X (25~30)	표준 체중 X (30~35)	표준 체중 X (35~40)

키 170cm, 보통 활동 직종의 경우 63(표준 체중) X 35 = 2205kcal가 기초대사량이다. 그런데 이 경우 본인 몸무게가 75kg이라면 표준 체중 63kg의 기초대사량인 1일 2205kcal 한도에서 식사를 해야 하므로 이전보다 아주 적게 먹어야 한다. 표준 체중법으로 기초대사량을 계산하는 것은 다이어트 목표를 세울 때 유용하며, 당뇨인의 경우 갑자기 섭취량을 대폭 줄이면 저혈당이 올 수 있으므로 안정적인 식이 요법은 아니다.

본인 실제 체중으로 기초대사량 계산하기

당뇨인은 대부분 비만인 사람이므로 표준 체중으로 기초대사량을 계산하면 너무 급격하게 다이어트를 해야 하므로 오히려 위험할 수 있다. 평균보다 비만 상태의 당뇨인은 본인의 실제 체중으로 기초대사량을 계산하는 것이 더 안전할 수 있다.

사무직 직종	보통 활동 직종	노동력이 많은 직종
실제 체중 X 24 X1.3	실제 체중 X 24 X 1.5	실제 체중 X 24 X 1.7

키 170cm, 실제 체중는 75Kg이고 보통 활동 직종의 경우 75(실제 체중) X 24 X 1.5 = 2700kcal가 기초대사량이다. 이제 당뇨 식이 요법의 식사 제한량 목표를 세울 수 있다. 나온 값에서 10% 정도 줄이면 2430kcal이다. 1일에 그 칼로리를 넘지 않도록 식사를 하고, 몇 달 뒤 당뇨 상태가 호전되면 이번엔 5% 정도 더 줄여서 식사를 한다. 몸무게도 표준 체중을 향해 가고 당뇨도 80% 개선될 것이다.

당뇨인이 섭취할 1일 탄수화물 총량 계산
탄수화물 제한 식사하기

앞에서 키 170cm, 75kg인 사람의 실제 체중 기준 기초대사량은 1일 2,700kcal이지만 기초대사량의 10%를 뺀 1일 2,430kcal로 목표를 정했다. 이 칼로리를 넘지 않는 한도에서 식사를 하면 몸은 유지되고 살도 빠진다. 이 칼로리보다 높게 섭취하면 살이 찔 것이다. 그럼 어떤 음식으로 하루 2,430kcal를 섭취할 수 있을까 계산해 보자.

사람의 음식 섭취량을 분석하면 크게 3대 영양소인 탄수화물(곡물), 단백질(고기), 지방(지질, 기름)을 통해 하루 필요한 기초대사량을 섭취하게 된다. 성인의 경우 하루 섭취 영양소는 보통 탄수화물에서 55~70%, 단백질에서 7~20%, 지질에서 15~25%를 공급받는 것이 좋다고 한다.

예를 들어 점심에 공기밥에 고기 몇 점, 반찬 몇 접시, 국물 요리를 통해 아래와 같은 영양소를 섭취했다고 가정해 보자.

영양소	1g당 열량 전환율	각각의 열량
탄수화물(주로 밥)	4kcal	80g 섭취시 (80 X 4) = 320kcal
단백질(주로 고기)	4kcal	30g 섭취시 (30 X 4) = 120kcal
지방 (고기나 국물)	9kcal	30g 섭취시 (30 X 9) = 270kcal
채소 반찬 4종	–	100kcal
합계		810kcal

점심으로 먹은 밥, 고기, 채소 반찬 4종을 통해 하루 필요한 열량 2,430kcal 중 810kcal를 섭취했다.

본인의 1일 탄수화물 섭취량 계산

당뇨는 탄수화물(당분) 섭취량이 많아서 발생하는 병이므로 영양소를 섭취할 때 탄수화물 섭취를 점점 줄이려는 계획을 짜야 한다.

탄수화물 섭취를 줄이기 전 자신이 매일 먹는 1일 탄수화물 총량을 파악해야 한다. 총량을 파악해야 탄수화물 섭취를 줄일지 말지 결정할 수 있다. 먼저 스마트폰에 메모를 입력하면 입력 시간과 함께 내용이 입력되는 일정표 비슷한 어플을 설치한다. 그 후 식사할 때마다 식사가 끝난 후 바로 먹은 것을 모두 입력한다.

밥 1, 순두부 1, 콩나물 반찬 1, 어묵 반찬 1, 미역 반찬 1

매일 먹었던 음식을 식후에 바로 입력한다. 일정표 어플이므로 입력 시간과 날짜는 자동으로 삽입될 것이다. 각 음식별 칼로리와 탄수화물 양도 인터넷에서 찾아 정리한다. 예를 들면 '밥 1공기, 320kcal, 탄수화물 65g'

매일 밤 자신이 먹은 하루 칼로리와 탄수화물을 인터넷을 통해 조사해서 하룻동안 총 얼마만큼의 탄수화물, 지방, 단백질, 칼로리를 먹었는지 계산한다. 매일 계속하면서 어떤 음식을 먹었을 때 손발이 저리거나 몸이 아팠는지 파악한다. 손발을 저리게 한 음식이 있다면 그날 이후 그 음식은 안 먹으면 되는데 십중팔구 몸무게도 빠질 것이다.

일반적으로 당뇨 무증상에서 조금 진행된 사람은 쌀밥, 빵, 면, 과자, 패스트푸드, 떡, 청량음료 등을 먹고 난 후 그것의 섭취량이 많으면 몸이 아프기 시작한다. 그럼에도 당뇨인은 무엇 때문에 몸이 저리고 아픈지 그 이유를 모른다. 탄수화물 섭취량을 10% 정도 줄이면 되는데 그 이유를 모르는 것이다.

당뇨 식이 요법을 잘 하는 기본기

당뇨식 잘 하는 방법

당뇨식은 간단히 말해 혈당지수가 낮은 음식을 골라서 먹으면서 췌장의 혹사를 방지하고 췌장 기능이 복원되기를 바라면서 하는 식이 요법이다. 췌장이 일을 덜하게 하려면 1일 섭취하는 탄수화물 총량을 10% 정도는 줄여야 하므로 결국 소량 식사 체제가 된다.

아예 탄수화물은 안 먹으면 혈액에 당이 없는 저혈당 쇼크가 와서 사망할 수 있으므로 탄수화물 제한 식사라고 해도 1일 최소 밥 3공기 분량의 탄수화물은 고박꼬박 먹되 빵과 쌀밥은 혈당지수가 높으므로 혈당지수가 낮은 잡곡 위주로 섭취해야 한다.

간단히 정리하면 당뇨인은 소화가 빨리 되어 혈당을 급격하고 높게 올리는 쌀밥, 면, 빵 같은 탄수화물 음식이 아니라 소화가 늦게 되는 잡곡밥, 현미밥, 콩밥 위주의 탄수화물을 섭취해야 한다.

예를 들어 간식으로 매일 단팥빵 2개를 먹은 사람은 단팥빵은 혈당을 급속도로 올리는 식품이므로 간식으로 먹는 것을 피해야 한다. 그럴 경우 1일 섭취량에서 당뇨를 악화시키는 탄수화물 80g을 뺄 수 있다.

그런데 매일 먹던 간식 단팥빵 2개를 안 먹으면 칼로리 역시 320kcal가 부족하기 때문에 그만큼 배가 고프고 몸의 에너지도 부족해진다. 이때 줄인 탄수화물(단팥빵 2) 대신 먹을 수 있는 것은 지방이나 단백질인데 가급적 단백질로 교체해 먹는 것이 좋다.

단백질로 320kcal의 열량을 만들려면 단백질 80g을 먹어야 하는데 어떤 반찬으로 그걸 먹을 수 있을까?

육류는 포화지방 함량이 많으므로 혈관 건강에 나쁘다. 그러므로 삼치나 고등어 같은 생선 요리가 제격이다. 삼치나 고등어 구이는 1인분인 200g을 먹으면 단백질 약 40g에 지방 약 20g을 섭취하게 되는데 그럴 경우 단팥빵을 안 먹어서 결원된 열량 320kcal를 채울 수 있다.

단팥빵, 즉 탄수화물을 먹지 않았으므로 혈당이 높게 오르지 않아서 몸은 아프지 않고 가뿐한 상태를 유지할 수 있고, 단팥빵 대신 혈행 개선에 좋은 삼치나 고등어를 먹었으므로 혈액순환은 개선될 것이다.

당뇨 식이 요법은 이처럼 당뇨의 원인인 탄수화물 섭취는 10% 정도 줄이고 그 대신 혈당에 지장을 주지 않는 단백질이나 지방 중 혈관 질환을 개선시키는 식품을 찾아 먹는 것이 주 목적이다.

소식 4끼, 6끼

당뇨 식이 요법의 또 다른 방법은 모든 음식의 섭취를 일률적으로 10% 정도 줄이는 소식 체제로 전환하는 방법이다. 탄수화물, 단백질, 지방 섭취량을 일률적으로 이전보다 10% 줄여서 먹는 것이다. 그럴 경우에도 당뇨는 호전될 확률이 높다.

다이어트를 하는 사람과 고혈압 환자가 흔히 하는 실수는 탄수화물 또는 나트륨이 몸에 나쁘다니까 그것들을 아예 안 먹는 식으로 식이 요법을 하는 경우다. 그럴 경우 바로 죽음으로 직행한다. 왜냐하면 둘 다 몸에 필요한 필수영양소인데 그걸 막아버렸으니 한쪽은 탄수화물 부족으로, 고혈압 환자는 신경마비로 건강이 단번에 무너지는 것이다.

당뇨병 치료와 혈관 질환 예방을 위한
당뇨 식단 구성 방법

당뇨 식단은 기본적으로 한 번에 많이 먹는 것이 아니라 소식 4끼나 6끼 전략으로 먹는 것이 좋다. 따라서 상차림은 일반적으로 검소한 상차림이 되고 단백질 함량이 높은 고단백 식사로 준비하게 된다.

당뇨 개선의 권장 상차림 재료

메뉴		특징
탄수화물		잡곡밥, 현미밥, 콩밥 1공기 또는 백미(쌀밥)의 경우 2/3공기 (당뇨에 가장 좋은 밥은 잡곡콩밥 또는 현미콩밥이다.) 밀가루 음식, 분식류, 면류는 비권장 (얇은 피 만두류는 예외)
단백질		육류를 통한 단백질 섭취 자제 생선류, 잡곡류, 콩, 두부류를 통한 단백질 섭취 권장
지방		생선 지방 권장, 육류 지방 비권장, 가금류 지방 비권장. 식용류는 참기름, 들기름, 카놀라유, 올리브유 권장. 그 외 식용류 및 버터, 마요네즈 비권장
국물요리		된장국류, 미역국류, 조개류국, 두부찌개류, 황태국류, 생선찌개, 해물찌개류 권장 육류, 가금류가 식재료인 국물 요리 비권장
반찬4종	김치	모든 김치류를 먹되 저염식 김치 권장
	녹색 야채류	시금치, 브로콜리, 샐러리 등의 녹색 야채류 권장
	생채류	양배추, 무, 마늘, 양파 등의 생채, 쌈채류 권장
	나물류	콩나물, 참나물, 토종 묵나물 반찬 권장
	해조류	미역, 다시마 등의 해조류 반찬 권장
	건어물류	북어, 멸치 등의 건어물 반찬류 권장
	생선류	생선구이, 생선찌개 반찬 권장
	육류	소, 돼지, 닭고기 반찬 비권장
	육가공 식품	햄, 닭 가공식품 반찬 및 치즈 범벅 반찬 비권장

당뇨병 합병증인 혈관 질환 예방을 위한
혈관 질환 예방에 좋은 식재료

당뇨식은 보통 탄수화물을 절제하는 식이 요법이 필요하지만 실은 혈관 질환을 예방하는 방법도 같이 병행해야 한다. 당뇨병은 추후 혈관 질환을 다발적으로 불러일으키는 악성 요인이기 때문에 혈중 지질, 즉 혈액 속에 떠다니는 중성지방(TG) 수치를 낮추는 식이 요법도 병행해야 하는 것이다. 혈관 질환 예방 식이 요법이 필요한 이유는 당뇨병의 합병증인 혈관 질환 때문에 혈액순환이 불량해지면서 시력이나 팔다리 장애, 급기야는 치매로 전환되는 것을 예방할 목적 때문이다.

중성지방은 당뇨와 밀접한 관계가 있으므로 당뇨를 치료할 때 함께 치료하는 것이라고 보면 된다. 즉 기존의 당뇨식에 지방 성분이 많은 음식을 자제하고 혈관 질환을 예방하고 혈액순환에 좋은 식재료를 골라서 섭취하는 것이 혈중 지질을 낮추고 혈행 개선에 도움이 되는 식이 요법이 된다.

식재료명	효능
두부	레시틴 성분은 혈관에 흡착되어 있는 지방을 녹여 혈관을 청소한다.
생강	생강의 매운맛인 진저롤 성분은 혈관 확장 및 고혈압을 낮춘다.
마늘	마늘의 매운맛인 알리신 성분은 혈행 개선에 도움을 준다.
양파	양파의 퀘르세틴 성분은 항산화에 좋고 혈관 청소에 좋다.
녹색 채소	녹색 채소의 질산염은 혈관 확장에 도움을 준다.
무	호흡기에 좋고, 무국으로 배를 채우면 탄수화물 섭취량을 줄일 수 있다.
잡곡류	귀리 등은 콜레스테롤을 낮추고 혈행 개선에 도움을 준다.
견과류	견과류의 오메가 6은 혈행 개선에 도움을 준다.
해조류	혈액순환, 혈전예방에 도움을 준다.
등푸른 생선	오메가 3, 비타민 B12는 뇌 건강 및 혈행 개선에 도움을 준다.

당뇨 개선은 운동
당뇨와 운동

당뇨를 1년 내에 호전시키려면 운동을 병행해야 한다. 당뇨 식이요법과 운동을 병행하면 당뇨약을 먹지 않고도 당뇨를 100% 치료할수는 없어도 80% 정도는 치료를 할 수 있고 사람에 따라서는 당뇨병을 100% 완치시키는 경우도 있다.

당뇨인이 운동을 하는 이유

당뇨는 혈액에 당이 많아서 벌어지는 일이다. 혈액 속 당 성분은몸을 움직이면 운동 에너지로 소비된다. 밥 1공기를 먹으면 소화가되면서 식후 30~40분쯤 혈액 속에 당 성분이 가장 높은 피크를 이룬다. 피크를 이루기 전에 운동을 시작하면 혈당이 운동에너지로 소비되므로 혈당의 피크 높이를 조금 낮출 수 있다. 운동으로 혈당을 에너지로 소모함으로써 혈당이 높아지는 것을 예방한 것이다. 즉, 운동에너지로 당을 소비함으로써 혈당의 고점을 낮추는 것이다. 따라서운동을 병행하면 당뇨도 십중팔구 개선된다.

운동명	기대 효과
조금 빠른 걷기 (시속 5Km)	10분당 40kcal 소모 (1시간 운동시 아이스크림콘 한 개 분량의 열량 소모)
느린 자전거 타기 (시속 10kn)	10분당 60kcal 소모 (1시간 운동시 밥 한 공기 분량의 열량 소모)
계단오르기	10분당 70kcal 소모. 자전거 빨리 타기와 비슷한 운동량
필라테스	10분당 30kcal 소모. 실내 청소와 비슷한 운동량

당뇨인이 쉽게 할 수 있는 운동 (본서의 운동량 기준)

초기당뇨의 증세별 운동 방법
당뇨발을 치료하는 운동 비법

당뇨발을 치료하는 운동 방법

당뇨발은 발이 쑤시고 아프고 부은 것 같고 심한 작열감이 있기 때문에 운동을 하고 싶어도 일단 걷는 것이 힘들다. 발바닥에서부터 발등까지 부어 있는 느낌이고 남의 발 같기도 하다. 길을 걸을 때 스펀지 위를 걷는 느낌이라서 중심을 잡는 것이 어렵다. 먼저 두 손으로 발을 매일 마사지해서 혈액순환이 잘 되도록 해준다. 겨울에 찬물이나 찬 바닥에 발을 노출시키지 않고 항상 보온되게 해준다.

감각이 없기 때문에 양말을 착용하고 다녀야 한다. 맨발로 다니다가 발에 상처가 나도 통증을 느끼지 못해 그럴 경우 병이 커져서 발 신경이 썩어가면서 절단할 수도 있기 때문이다. 부드러운 신발을 신고 자전거를 타길 권한다. 자전거 페달을 발바닥 여러 곳으로 밟다 보

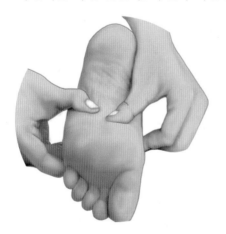

면 발의 감각이 조금씩 돌아온다. 물론 탄수화물 섭취량도 줄이면서 운동을 해야 당뇨발도 점점 개선된다. 당뇨발은 발의 모세혈관이 고장나고 있는 것이라 치료약도 없다. 식이 요법과 운동만이 답이다.

당뇨성 시력장애 운동 비법

사물을 볼때 눈의 조리개가 빠르게 동작하지 않는 느낌이면 사물이 이중으로 겹쳐 보이는 복시 현상이 나타나는데 이 경우 당뇨성 시력장애와 함께 저염식 문제일 수 있으므로 나트륨의 섭취를 1일 섭취량에 맞추어 정상 섭취한다. 일단 극단적으로 저염식을 할 경우 복시 현상이 나타난다. 다행히, 나트륨을 정상 섭취하면서 당뇨 식이 요법을 병행하면 시력장애도 많이 호전된다. 운동 요법으로는 눈 주변을 마사지하고 눈알을 원거리, 근거리로 자주 이동시키면서 조리개가 스스로 동작되도록 해야 한다. 또한 스마트폰을 보는 것을 중단한다.

당뇨성 손발저림 운동 비법

당뇨병성 말초신경병증이라고도 하며 당뇨발도 이에 해당한다. 신체의 각 말초신경 부분에서 혈액순환에 문제가 발생해서 발생하는 병이다. 신체의 각 말초신경이 몰려 있는 손발의 혈관은 동맥과 달리 혈관이 가늘고 복잡하게 형성된 모세혈관이다. 이쪽에서 혈액순환에 문제가 발생하므로서 손발이 차갑고 무감각 상태가 심화되면서 손발저림이 발생한다. 초기에는 원인도 모르고 대처하는 방법도 몰라 그대로 방치하는데 그럴 경우 감각신경, 운동신경, 자율신경이 모두 망가지기 시작한다.

손발이 저리면 항상 주무르고 마사지를 하고 손가락이나 발가락을 움직이는 방식으로 운동을 하면서 혈액순환이 되도록 유도해야 한다. 아울러 당뇨식이 요법으로 혈당을 낮추는 과정이 무엇보다 필요하다. 식사요법으로 혈당 수치를 낮추지 않으면 아무리 마사지를 하고 운동을 해도 호전되지 않기 때문이다.

당뇨 체질의 개선과 호흡
매일 맑은 산소의 공급

호흡과 혈액순환

어떤 질환이건 병세가 악화되면 일반적으로 호흡기 계통도 약화된다. 바꿔 말하면 호흡기 계통이 약하면 혈액순환이 잘 되지 않으므로 병세는 심화되고 만병으로 발전하는 것이다. 당뇨는 말초혈관인 모세혈관에서 혈액순환이 원활해지지 않으면서 발생하므로 모세혈관까지 피를 잘 돌게 하려는 호흡 요법도 중요하다 하겠다.

매주 의도적으로 맑은 공기를 호흡하자

당뇨가 심화되면 몸이 저리고 아프기 때문에 몸이 마음대로 움직이지 않는다. 몸이 마음대로 움직이지 않으므로 점점 활동성을 잃고 위축된 생활을 하게 된다. 사람 심리상 몸이 약해지면 몸조심을 하는 경향이 있어 몸의 활동량도 점점 줄어드는 것이다. 당연히 폐활량도 수축되면서 맑은 공기를 들이마셔서 몸 속에 산소를 골고루 보내주는 기능이 약화되어 혈액순환은 점점 악화된다.

이를 방비하려면 매주 한 번이라도 등산을 다니는 것이 좋다. 등산을 다닐 체력이 안 되면 맑은 공기를 마실 목적으로 식물원 등에서 산림욕 산책을 해야 한다. 맑은 공기를 많이 마시고 폐활량을 늘리면 그만큼 몸속 혈액도 깨끗하게 개선되어 손발의 말초신경까지 혈액을 보내는 힘도 다시 생긴다. 자전거 운동도 도심보다는 숲과 가까운 공기가 맑은 지역으로 라이딩을 하는 것이 호흡면에서 좋다.

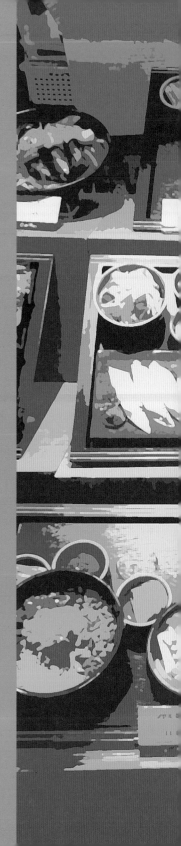

Part 2.
최적의
당뇨 식사인
생선 요리
잘 먹는 법

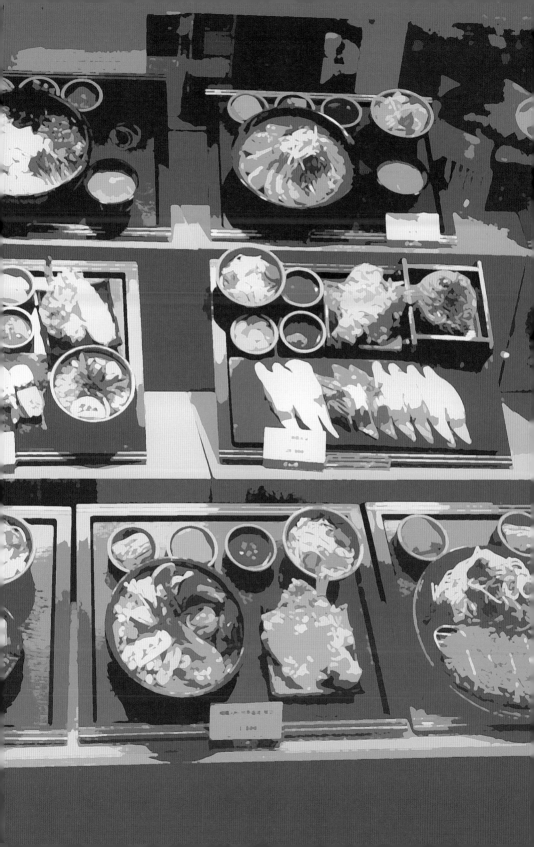

고등어 구이 GI 40

고등어과 *Scomber japonicus* 구이, 자반, 조림, 찌개, 회, 훈제, 통조림

고등어는 몸 길이 30cm, 최대 60cm 길이에 무게 3kg이 넘는 것도 있다. 수온 10~20℃의 밝고 추운 바다에 서식하고 열대 바다에서는 살지 않는다. 주 서식지는 심해 50~200m이므로 얕은 층과 중층이다.

산란기는 3~6월, 알의 지름은 1mm, 부화한 지 2년 차에 성어가 된다. 봄, 여름에는 동해나 서해바다에, 가을과 겨울엔 남해바다의 200m 이하의 깊은 심해로 이동해 월동한다. 정어리, 오징어 따위를 잡아먹으며 살고 상어, 황새치에겐 잡아먹힌다. 평균 수명은 6~7년, 최대 수명은 18년이다. 포위망 등으로 잡으며, 맛은 가을 고등어가 가장 맛있다.

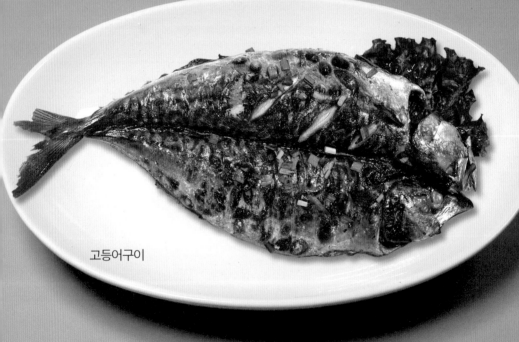

고등어구이

당뇨식 추천 1위, 혈액순환 개선식 추천 1위인 고등어

고등어는 당뇨식 및 혈액 질환 환자인 뇌졸중, 고혈압, 동맥경화, 증상이 있거나 성인병을 예방하는 사람들에게 추천 1위의 반찬이다.

고등어는 단백질 덩어리인 동시에 풍부한 지방에는 오메가 3(EPA와 DHA) 함량이 높아 어유 오메가 3 알약을 만드는 주요 원료이다. 간은 비타민 A가 풍부하여 어간유의 재료가 되고 췌장은 인슐린을 추출하는 원료가 된다. 특히 오메가 3을 듬뿍 함유한 등푸른 생선이므로 포만감과 함께 혈관 질환 예방에 큰 도움이 된다. 현재 뇌졸중, 고혈압, 동맥경화 증세가 시작된 환자라면 고등어를 조금이라도 꾸준히 먹으면 증세 호전의 기회를 맞이할 것이다.

고등어 잘 먹는 법

고등어는 식용유로 튀기는 것보다는 자체 기름으로 굽는 것과 조림으로 먹는 것이 고등어의 좋은 성분(불포화지방과 HDL 콜레스테롤)을 남김없이 먹는 방법이다. 튀김은 조리시 사용한 식용류 때문에 포화지방이 현저하게 증가한다.

고등어구이 100g
(중자 1/2마리, 밥 별도)

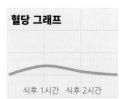

혈당 그래프

식후 1시간   식후 2시간

칼로리 소비에 필요한 운동량

걷기	자전거	필라댄스
50분	35분	60분

열량	190kcal±	일 2200kcal ± 권장
탄수화물	0g	일 250~400g 권장
설탕당	0g	
단백질	20g±	일 1kg 체중당 1.1g 권장
지방	9.3g±	일 50g± 권장
포화지방	2.5g±	일 15g± 권장
불포화지방	5.6g±	오메가 3 최대 4.2g 함유
콜레스테롤	64mg±	
식이섬유	0g	일 20~25g 권장
나트륨	80mg±	일 2000mg 권장
칼륨	400mg±	일 3500mg 권장

고등어의 특징과 영양 성분 백서

01. 우리가 많이 수입하는 대서양 고등어는 우리 고등어와 달리 등 무늬가 선명하고 지중해 고등어와 유사하다.

02. 정약용의 '자산어보'에는 고등어(皐登魚)라는 이름이 나오는데 이는 고등어는 등이 굽다 하여 이름 붙었다.

03. 고등어는 세계적으로 건강식으로 유명한 음식이다. 단백질 함량이 높고 오메가 3 및 불포화 지방산이 풍부하고 탄수화물이 거의 없어 중금속이 포함되어 있을 수도 있지만 해외에서는 임산부와 성장기 어린이의 건강식으로 권장하고 있다.

04. 지중해에서는 신선한 고등어를 요리해 먹거나 냉동이나 절임으로 먹는다. 신선한 고등어는 보통 가시를 제거한 뒤 넓게 편 필렛으로 가공한 뒤 레몬, 소금, 후추로 조리해서 먹는다.

05. 이틀에 한 번 고등어 같은 생선 단백질을 반 토막 먹는다고 가정하고 매일 자전거를 1시간 30분 타거나 빠른 조깅을 1시간 해 본다. 3개월 뒤 다리에 근육이 붙고 비틀거렸던 발걸음도 건강해진다.

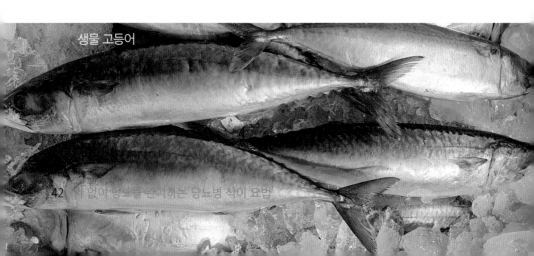

생물 고등어

약 없이 당뇨를 완치하는 당뇨병 식이 요법

당뇨식, 장수를 위한 꽁치 잘 먹는 법
꽁치김치조림   GI 40

동갈치과   *Cololabis saira*   구이, 튀김, 김치조림, 통조림, 반건조품(과메기)

　꽁치는 우리나라 남단에서 일본을 지나 러시아 동해안에서 북태평양을 가로질러 미국 서해안까지 서식하는 한류성 어류이다. 가을이 되면 우리나라 남해와 황해, 동중국해로 이동했다가 이듬해 봄에 쿠로시오 해류를 타고 일본 북단으로 이동한다. 일본에서 많이 잡히기 때문에 일본인들이 특히 많이 먹고 그 때문에 일식집에서는 미끼 반찬으로 항상 나오는 생선이다. 꽁치는 주로 플랑크톤이나 새우를 잡아먹고, 고등어나 오징어 · 고래에게 잡아먹히며 생을 보낸다.

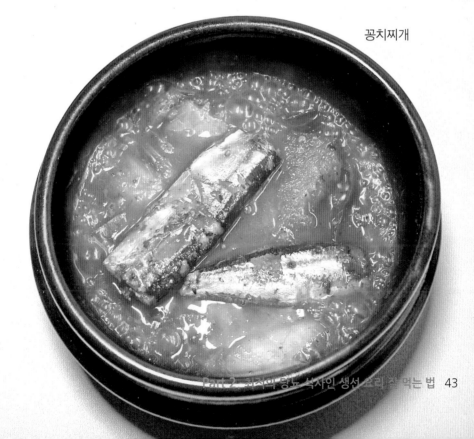

꽁치찌개

당뇨, 혈액순환 일거양득 꽁치 요리

　일본인은 장수하는 사람이 많은데 이 때문에 한때 꽁치를 많이 먹기 때문이라는 말이 나왔다. 고소한 맛과 풍부한 영양뿐만 아니라 요리 방법이 간편해 튀김이나 구이로 먹기 때문에 사람들이 즐겨 먹는다. 꽁치에는 뇌 혈전 및 심근 경색을 방지하기 위해 EPA 성분을 포함하는 많은 프리미엄 지방이 있다. 또 DHA 성분을 함유해 유방암, 대장암, 폐암 등을 억제하는 효능이 있어 인체 학습 기능을 향상시키고 알츠하이머병 예방에 효과가 있다. 오메가 3은 꽁치의 껍데기와 내장에 가장 많이 들어 있다. 그 외에 철분과 간에 좋은 성분을 함유하고 있어 건강에 유익하다.

꽁치 잘 먹는 법

　꽁치 역시 기름으로 굽는 것과 조림으로 먹는 것이 꽁치의 좋은 성분(불포화지방과 HDL 콜레스테롤)을 남김없이 먹는 방법이다. 조림시 식용유를 넣는 경우도 있는데 이 경우 콩기름이 아닌 들기름을 넣는 것이 혈액순환 개선에 큰 도움이 된다.

꽁지김치조림 200g
(1인분, 1작은 뚝배기, 밥 별도)

혈당 그래프

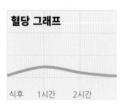

식후　1시간　2시간

칼로리 소비에 필요한 운동량

걷기	자전거	필라테스
55분	40분	70분

열량	220kcal±	일 2200kcal ± 권장
탄수화물	5g±	일 250~400g 권장
설탕당	0g±	
단백질	17g±	일 1kg 체중당 1.1g 권장
지방	11g±	일 50g± 권장
포화지방	3g±	일 15g± 권장
불포화지방	7g±	좋은 지방과 HDL 비율 높아 혈액순환을 개선
콜레스테롤	90mg±	
식이섬유	1.5g±	일 20~25g 권장
나트륨	540mg±	일 2000mg 권장
칼륨	300mg±	일 3500mg 권장

꽁치의 특징과 영양 성분 백서

01. 꽁치는 가공할 때 머리와 내장 같은 부산물을 제거하기 때문에 실제 우리가 가식하는 부위는 살코기 부분이다. 이는 원래 꽁치의 약 60~70%에 해당한다.

02. 오메가 3의 EPA 성분은 뇌 혈전이나 심근경색을 예방하기 위해 좋고 DHA 성분은 각종 항암에 좋을 뿐 아니라 치매 예방에 도움을 준다.

03. 과메기는 꽁치나 청어를 반건조시킨 것으로 일반적으로 배추나 미역에 싸서 먹는 술 안주의 하나이다.

과메기 영양 성분

과메기의 영양 성분은 100g당 칼로리는 180kcal, 탄수화물 0g, 단백질 20g, 지방 9.9g, 포화지방 2.2g, 다불포화지방 2.3g, 불포화 지방 4.1g, 콜레스테롤 67mg, 식이섬유 0g, 나트륨 795mg, 칼륨 370mg이므로 꽁치조림에 비해 더 영양가가 높을 뿐만 아니라 칼로리 또한 높다.

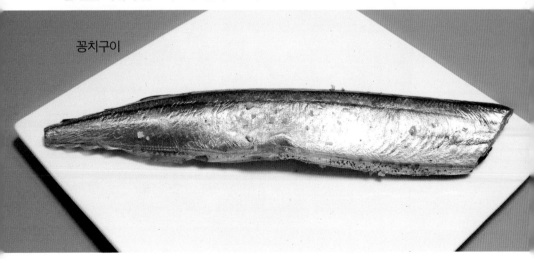

꽁치구이

오메가3의왕 잘 먹는법
정어리와 청어　　GI 40

청어과　*Sardinops sagax*　구이, 조림, 훈제, 절임, 통조림

　　청어과의 정어리는 청어의 사촌쯤에 해당하는 멸치보다는 크고 꽁치보다는 작은 물고기이다. 최대 40cm까지 자라지만 통상 길이 10~15cm 이하의 손가락 굵기만한 것은 Sardine 정어리, 그 이상의 큰 것은 Pilchard 정어리로 분류한다. 해수면에서 수심 200m까지 얕은 바다에서 서식한다. 크게 남아프리카에서 대만을 지나 일본까지 분포하는 것과 대서양~지중해에 분포하는 유럽 정어리가 있다.

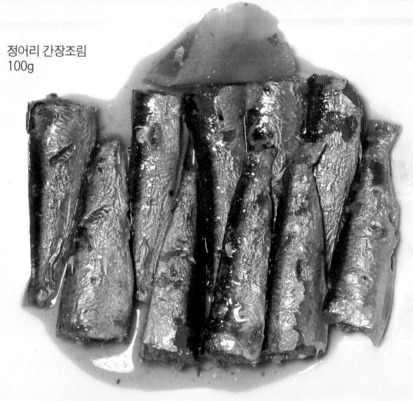

정어리 간장조림
100g

오메가 3의 왕 정어리와 청어

국내에서는 정어리를 먹지 않기 때문에 조리법이 알려지지 않았지만 일본산 데리야끼 통조림을 통해 일정하게 보급되고 있다. 정어리 통조림의 정어리 크기와 굵기는 새끼손가락만하다. 한입에 먹을 수 있는 크기인데 맛은 꽤 괜찮기 때문에 술 안주는 물론 간식이나 반찬으로도 먹을 만하다.

정어리는 비타민과 미네랄이 풍부하다. 특히 비타민 B2의 함량이 높을 뿐 아니라 심혈관 질병의 발생을 감소시키고 혈당을 낮추는 효능이 있는 오메가 3 지방을 많이 함유하고 있고 좋은 콜레스테롤인 HDL 함량도 높다. 또한 작은 물고기일수록 수은 중독이 적기 때문에 큰 물고기와 달리 오염도에서도 안전한 먹거리이다. 오메가 3 지방도 과용하면 혈액응고 작용을 하므로 적량을 섭취하는 것이 좋다. 물론 오메가 3 알약을 과다 복용하지 않는 한 생선으로의 섭취는 과다 섭취할 확률이 적으므로 양껏 먹어도 안심할 수 있다.

정어리 통조림 100g
(1인분, 몸통 10마리 분량)

혈당 그래프

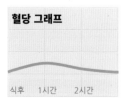

| 식후 | 1시간 | 2시간 |

칼로리 소비에 필요한 운동량

걷기	자전거	필라테스
55분	40분	70분

열량	220kcal±	일 2200kcal± 권장
탄수화물	0.7g±	일 250~400g 권장
설탕당	0.4g±	
단백질	22g±	일 1kg 체중당 1.1g 권장
지방	12g±	일 50g± 권장
포화지방	3g±	일 15g± 권장
불포화지방	8g±	좋은 지방과 HDL 비율 높아 혈액순환을 개선
콜레스테롤	85mg±	
식이섬유	0g	일 20~25g 권장
나트륨	550mg±	일 2000mg 권장
칼륨	350g±	일 3500mg 권장

정어리, 청어 특징과 영양 성분 백서

01. 시중에서 판매되는 오메가 3 관련 건강 의약품은 앤초비(유럽 멸치류)와 정어리, 청어가 주요 원료이다. 그 다음으로 오메가 3을 많이 함유한 물고기는 꽁치, 고등어, 연어, 삼치 등이 있지만 물고기가 크고 먹이사슬의 위에 있을수록 다른 물고기를 많이 잡아먹고 수심이 깊은 바다에도 서식하므로 수은 같은 중금속에 오염된 물고기일 확률이 높다. 그러므로 앤초비나 정어리류에서 추출한 오메가 3일수록 중금속에 오염되지 않은 깨끗한 품질이라고 알려져 있다.

02. 국내에는 정어리 통조림의 경우 수입산만 존재하는 반면 청어 통조림은 국내산도 있다. 다만 청어 통조림은 고등어에 비해 맛이 많이 떨어지기 때문에 양념을 잘 가미해서 요리해야 한다. 청어 통조림의 영양 성분은 고등어에 비해 확실히 뛰어나다.

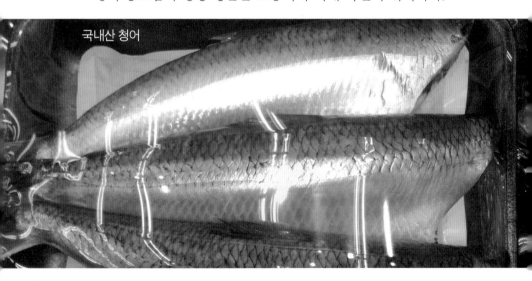

국내산 청어

당뇨, 혈행 개선을 위한 삼치 잘 먹는 법
삼치구이　　　　GI 40

고등어과　*Scomberomorus niphonius*　구이, 조림, 튀김, 회

　　고등어과의 삼치는 몸 길이 1m까지 자라는 물고기로 가정에서 먹는 물고기 중에서는 꽤 큰 편이다. 삼치의 서식처는 극동아시아 일원으로 우리나라의 황해, 남해, 동해는 물론 일본의 해안과 일본 북쪽의 러시아 해안에서 서식한다. 주로 얕은 바다인 대륙붕에서 서식하지만 깊은 바다에서도 볼 수 있다. 멸치와 새우 등을 잡아먹으면서 살고 성격은 포식성이다.

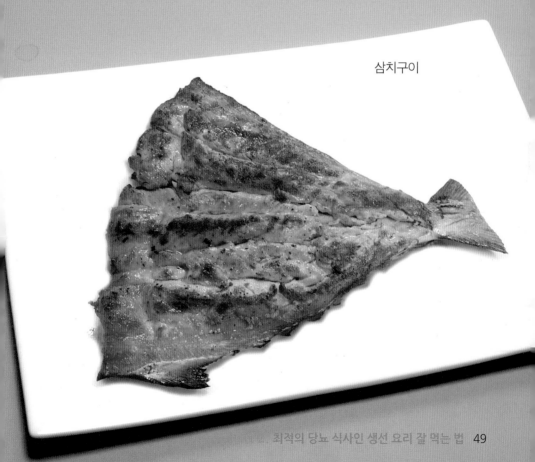

삼치구이

맛있는 생선 삼치

삼치는 100g당 19g의 단백질, 11g의 지방을 가지고 있고 육질이 단단하고 맛있을 뿐 아니라 영양 성분이 풍부하다. 국내에서는 구이나 조림으로 많이 먹지만 건조 제품과 통조림으로 가공할 수 있을 뿐 아니라 비타민 B3인 나이아신을 높은 수준으로 함유해 나쁜 콜레스테롤을 억제하고 고지혈증 치료에 효능이 있다.

삼치 잘 먹는 법

삼치는 구이와 조림으로 먹을 수 있다. 구이는 보통 반 마리나 한 마리를 먹게 되는데 한 마리를 먹을 경우 1일 필요한 단백질의 1/3을 섭취하게 될 뿐 아니라 포만감을 주기 때문에 당뇨식으로 좋은 음식이다.

삼치 조림은 무우 같은 야채가 들어가고 삼치는 적게 들어가므로 탄수화물은 늘고 담백질 함량은 줄어든다. 삼치가 제공하는 고유 영양소는 줄어들지만 삼치 기름에 함유된 오메가 3 기름을 조림 국물로 온전하게 먹을 수 있으므로 오메가 3을 섭취하는 방법으로는 구이보다는 조림이 낫다. 물론 탄수화물이 늘어나므로 탄수화물을 줄이는 당뇨식으로는 구이가 좋다.

삼치구이 200g

(1인분, 중자 1마리, 밥 별도)

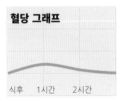

혈당 그래프

식후　1시간　2시간

칼로리 소비에 필요한 운동량

걷기	자전거	필라테스
90분	65분	105분

열량	360kcal±	일 2200kcal± 권장
탄수화물	0.4g±	일 250~400g 권장일 250~400g 권장
설탕당	0.1g±	
단백질	37g±	일 1kg 체중당 1.1g 권장
지방	22g±	일 50g± 권장
포화지방	5.5g±	일 15g± 권장
불포화지방	14g±	좋은 지방과 HDL 비율 높아 혈액순환을 개선
콜레스테롤	110mg±	
식이섬유	0g	일 20~25g 권장
나트륨	600mg±	일 2000mg 권장
칼륨	700mg±	일 3500mg 권장

삼치의 특징과 영양 성분 백서

01. 삼치는 구이나 조림으로 먹지만 남도지방에서는 회로 먹는 경우도 있다. 삼치는 살집이 연해 전문가만이 회를 뜰 수 있는데 이마저도 살집이 잘 물러져서 두껍게 회를 떠야 한다. 이런 삼치 회는 겨울에 먹어야 별미이다.

02. 삼치는 봄에 산란한 뒤 6개월 지난 가을~겨울에는 우리가 먹는 몸길이 40cm 정도의 성어가 되고 지방은 겨울~봄에 축적되므로 삼치가 가장 맛있는 시기는 겨울~봄이다. 삼치는 최대 길이 1m, 무게는 7kg까지 성장한다.

03. 삼치는 지방이 많고 부레가 없기 때문에 잡은 뒤 물이 없는 곳에 놓으면 바로 죽으면서 부패 속도가 빠르다. 그러므로 삼치는 가급적 싱싱한 것을 구입한 뒤 바로 조리해 먹는 것이 좋다.

04. 싱싱한 삼치는 눈동자가 선명하고 꼬리가 마르지 않고 몸통에 윤기가 자르르 흐르는 것을 골라야 한다.

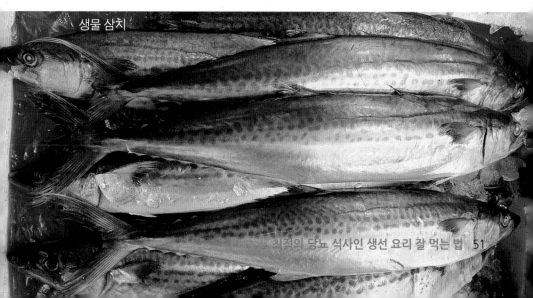

생물 삼치

생선모둠구이

혈액순환, 당뇨를 위한 생선모둠구이 잘 먹는 법

생선모둠구이　　GI 40

생선구이 살만 골라 구워 먹기

　　생선은 기름에 구워주는 것보다는 생선구이 에어프라이어로 조리를 해주면 기름 없이 고소하게 잘 구워줄 수 있어서 관리하기가 좋다.

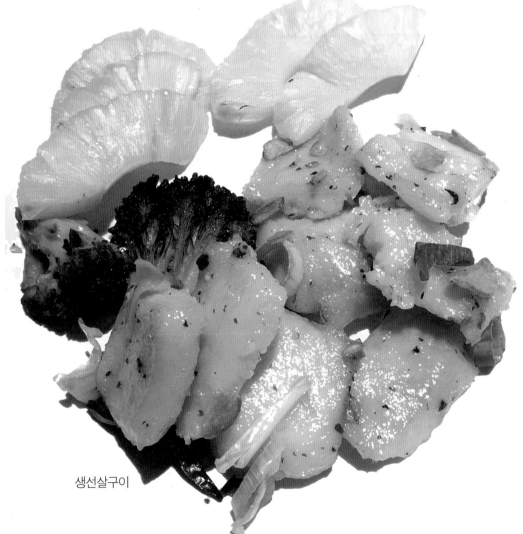

생선살구이

기름을 덜 사용해 생선살 구워 먹기

생선모둠구이는 여러 생선을 구워서 먹는 것을 말하지만 튀김으로도 먹는다. 물론 불필요한 식용류의 섭취를 조금이라도 줄이려면 튀김보다는 구워서 먹는 것이 좋다. 이때 생선을 껍질까지 굽는 방법과 살집만 굽는 방법이 있다. 식재료 값은 비싸지만 쓰레기를 처리하지 않는 점에서 살만 구워서 먹는 것도 좋은 방법이다.

생선살 구이에 어울리는 생선은 메로, 동태, 대구, 연어, 고등어, 삼치, 가재미가 있다. 이들은 대개 뼈를 제거한 살만 별도로 판매하는 제품이지만 고등어나 삼치는 양념으로 가공된 경우가 많으므로 양념을 하지 않은 생선살을 준비해야 한다.

일반적으로 버터나 식용유로 구우면 더 맛있다. 그러나 당뇨인이 먹어야 하는 음식은 당뇨식인 동시에 혈액순환을 개선하는 방식이어야 하므로 버터와 식용류로 굽지 않는 것이 좋다.

생선을 구울 때는 우선 별도의 식용유를 추가하지 않고 생선에 함유된 고유 기름으로 굽는 것이 좋지만 때에 따라 기름기가 부족할 수도 있다. 이 경우 추천하는 기름은 들기름, 참기름, 카놀라유, 올리브유인데 들기름과 참기름은 향이 강하므로 무향의 카놀라유와 올리브유가 좋을 수 있다.

이들 기름을 살짝 바른 후 에어프라이어나 석쇠에 구워 먹는데 1인분 200g을 밥 반찬으로 먹으면 하루치 단백질의 1/3을 섭취하는 동시에 포만감도 준다. 같이 구울 수 있는 야채는 브로콜리, 양파, 버섯이 있다. 파인애플은 당도가 있으므로 50g 이하를 곁들여 굽는다. 입맛에 따라 후추나 허브 향신료로 맛을 낸다.

생선살모둠구이의 특징과 영양 성분 백서

01. 생선살모둠구이는 살이 잘 부서지지 않고 단단한 육질의 생선을 선택하되 맛을 잘 안배한다.

02. 일반적으로 메로, 동태, 대구, 연어 4가지는 살만 발라낸 것을 판매하기 때문에 시중에서 쉽게 구입할 수 있지만 영양소는 다른 생선에 비해 덜한 편이다. 비록 비늘이 붙어 있는 생선에 비해 영양소는 부족하지만 뼈를 발라낸 살도 단백질 함량은 원래와 같으므로 생선모둠구이는 당뇨식으로 좋은 식사가 된다.

03. 영양소가 높은 생선살은 고등어살, 삼치살, 참치살이 있다. 이때 고등어나 삼치는 뼈를 발라낸 제품은 대개 간장 양념이나 훈제된 상태, 또는 통조림 상태로 판매되는 경우도 있다. 구이용은 가급적 양념 가공이 없는 생선살을 구입한다.

생선살모둠구이 200g
(1인분, 한 끼 반찬, 밥 별도)

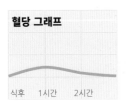

혈당 그래프

식후　1시간　2시간

칼로리 소비에 필요한 운동량

걷기	자전거	필라테스
85분	60분	100분

열량	350kcal±	일 2200kcal± 권장
탄수화물	0g	일 250~400g 권장
설탕당	0g	
단백질	35g±	일 1kg 체중당 1.1g 권장
지방	20g±	일 50g± 권장
포화지방	5g±	일 15g± 권장
불포화지방	13g±	좋은 지방과 HDL 비율 높아 혈액순환을 개선
콜레스테롤	100mg±	
식이섬유	0g	일 20~25g 권장
나트륨	500mg±	일 2000mg 권장
칼륨	700mg±	일 3500mg 권장

연어

당뇨, 치매 예방 목적으로 연어 잘 먹는 법

GI 40

연어과　*Oncorhynchus keta*　구이, 회, 초밥, 덮밥, 탕, 조림, 통조림

　연어는 강에서 알을 부화한 뒤 성장하면 민물을 떠나 바다로 나가 서식하다가 알을 낳을 시점이면 암수가 같이 강을 거슬러올라 산란할 장소를 물색한다. 바다에서의 연어는 길이 70cm의 성체로 자라므로 삼치보다는 작은 물고기이다. 연어는 본래 흰살~회색살 생선이지만 양식산은 사료의 영향으로 붉은색 살색을 띤다. 알을 낳은 암컷과 수컷은 산란한 장소에서 지쳐 생을 마감한다. 연어가 맛있는 제철은 대부분의 생선과 마찬가지로 가을에 잡은 것들이다.

연어

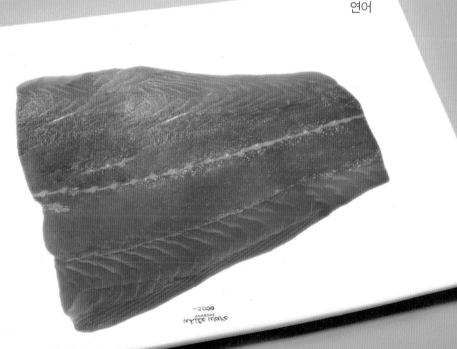

연어도 혈행개선, 치매예방에 좋은 생선

연어는 삼치처럼 혈행개선에 좋은 비타민 B3의 함량이 높은 동시에 비타민 B12의 함량은 하루 필요량의 130%에 해당할 만큼 높다. 비타민 B12는 빈혈, 쇠약, 피로 예방에 특효인 동시에 신경의 손상을 예방해 특히 치매를 예방하는 효능이 있다. 이미 치매 상태라면 몰라도 초기 치매라면 치매의 발생을 늦추거나 개선시킬 수가 있다. 치매의 초기 증상이라고 할 수 있는 감각 상실, 근육 쇠약, 반사 신경 약화, 비틀거리는 보행, 초기 착란 증세가 있는 사람이라면 연어를 먹는 것이 좋다.

비타민 B12는 쇠고기나 돼지고기에도 들어 있지만 육류는 포화지방이 많으므로 혈액순환을 방해한다. 그러므로 100g당 하루 필요량의 2배에 해당하는 비타민 B12가 있는 연어, 삼치, 고등어, 정어리, 참치, 전어 등이 육류 대신 정답이라는 것이다. 특히 채식주의자는 육류를 먹지 않아 비타민 B12가 결여된 경우가 많은데 이 경우 연어 외에 해조류, 김치나 된장 같은 발효 식품을 꾸준히 섭취해야 한다.

연어구이 100g
(1인분. 큐브 스테이크, 밥 별도)

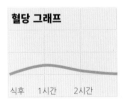

혈당 그래프

식후　1시간　2시간

칼로리 소비에 필요한 운동량

걷기	자전거	필라테스
45분	30분	50분

열량	170kcal±	일 2200kcal± 권장
탄수화물	0.5g±	일 250~400g 권장
설탕당	0.1g±	
단백질	23g±	일 1kg 체중당 1.1g 권장
지방	8.5g±	일 50g± 권장
포화지방	1.3g±	일 15g± 권장
불포화지방	5.5g±	좋은 지방과 HDL 비율 높아 혈액순환을 개선
콜레스테롤	60mg±	
식이섬유	0g	일 20~25g 권장
나트륨	450mg±	일 2000mg 권장
칼륨	400mg±	일 3500mg 권장

연어의 특징과 영양 성분 백서

01. 연어는 태평양연어속에 속하는 사나운 육식 물고기이다. 몸길이는 평균 70cm, 최대 1m까지 자란다.

02. 연어는 냉수성 어류이며 강에서 산란한 후 바다로 나아가 3~5년을 보낸 후 알을 낳을 무렵 강을 찾아 거슬러 올라오는데 보통 4년차에 거슬러 올라온다.

03. 극동의 연어는 보통 북태평양에서 생을 보내므로 태평양연어속에 속한다.

04. 바다에서의 연어는 주로 까나리와 청어 같은 작은 물고기를 잡아먹으면서 산다.

05. 연어는 맛있고 먹은 후에 상쾌하기 때문에 사람들이 좋아하는 생선이다. 청나라를 건국한 누르하치의 군대는 식량이 부족할 때는 연어를 먹었는데 하도 맛있어서 당시 군마도 연어를 먹는 것을 좋아했고 한다.

06. 태평양 연어는 일생에 한 번 알을 낳고 알을 낳은 뒤에는 힘들어서 죽는다. 보통 4년차 성어가 알을 낳는데 한 번에 낳는 양은 평균 4,500개이다.

07. 이번 늦가을에 알을 낳으면 이듬해 봄까지 3~5개월 동안 강의 자갈밭에 숨어 지내고, 부화를 한 뒤 강에서 치어 생활을 보내다가 7월경에 길이 50cm 정도로 성장했을 때 바다로 모험을 하러 간다.

뇌건강을 위해 갈치 잘 먹는 법
갈치구이   GI 40

갈치과 *Trichiurus lepturus* 구이, 튀김, 조림, 찌개, 국, 회

몸 길이 70cm, 큰 것은 1.2m까지 자란다. 몸체가 긴 칼처럼 생겼기 때문에 칼치 또는 갈치라고 불린다. 주로 서태평양에서 인도양 사이의 바다 속 모래밭에서 서식한다. 새우, 오징어, 정어리를 먹으면서 일생을 보내지만 식탐이 포악해서 동료를 잡아먹기도 한다.

갈치는 몸체 표면에 물고기 비늘이 없는 대신 비늘이 퇴화된 것이라고 할 수 있는 은색 분말 층이 있다.

평균 수명은 8년, 부화 1년차의 새끼 갈치는 길이 10~20cm 내외, 1년차부터 바로 번식할 수 있다.

갈치구이

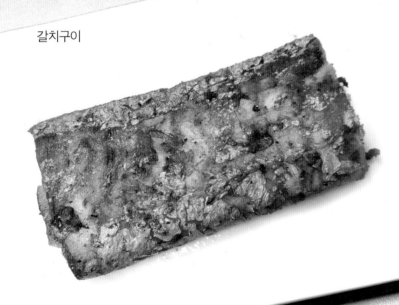

포화지방이 상대적으로 낮은 갈치

갈치는 등푸른 생선이 아니기 때문에 앞에서 소개한 생선들과 같은 영양소를 함유하고 있지만 함유량은 다르다.

갈치는 등푸른 생선과 달리 포화지방 비율이 낮은 편인데 이는 갈치 100g에는 뼈와 가시가 촘촘해서 실제 섭취하는 살의 비율은 낮기 때문에 발생한다. 단백질은 100g당 18g이므로 우수한 편이다. 혈행 개선에 좋은 비타민 B3은 등푸른생선과 비슷하게 함유되어 있지만 치매예방에 좋은 비타민 B13 함량은 등푸른 생선에 비해 적게 함유되어 있다. 면역력 개선에 좋은 셀레늄 함량은 36ug로 채소류에 비해서 높지만 등푸른 생선에 비해서는 낮다.

갈치 역시 뇌 건강에 좋은 오메가 3을 한 토막당 2g을 함유하고 있는데 이 함유량은 등푸른 생선인 삼치와 비슷하다. 그러나 갈치는 뼈를 발라내면 실제로 먹을 수 있는 부위가 얼마 되지 않기 때문에 기본으로 한 토막 대신 두 토막을 먹는 것이 오메가 3 섭취면에서 유리하다.

갈치구이 100g
(1인분, 1토막)

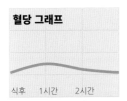

혈당 그래프

식후　1시간　2시간

칼로리 소비에 필요한 운동량

걷기	자전거	필라테스
40분	25분	45분

열량	145kcal±	일 2200kcal± 권장
탄수화물	0.1g	일 250~400g 권장
설탕당	0g	
단백질	18g±	일 1kg 체중당 1.1g 권장
지방	7g±	일 50g± 권장
포화지방	1.5g±	일 15g± 권장
불포화지방	4.5g±	1인분당 포화지방 섭취량이 낮은 편이다.
콜레스테롤	60mg±	
식이섬유	0g	일 20~25g 권장
나트륨	90mg±	일 2000mg 권장
칼륨	340mg±	일 3500mg 권장

갈치의 특징과 영양 성분 백서

01. 은갈치는 채낚기 같은 낚시바늘을 이용해 잡은 갈치이다. 그래서 껍질에 긁힌 자국이 적어 은빛이 난다.

02. 먹갈치는 주로 그물로 잡은 갈치이다. 깊은 수심에 사는 갈치는 그물로 쓸어서 잡는데 이때 은색 껍질이 긁히면서 손상이 발생하고 은빛이 줄어들면서 먹색이 된다. 이를 먹갈치라고 한다.

03. 갈치 종류는 아니지만 '먹갈치(*Lycodes nakamurae*)'라는 이름의 물고기가 실제 존재한다.

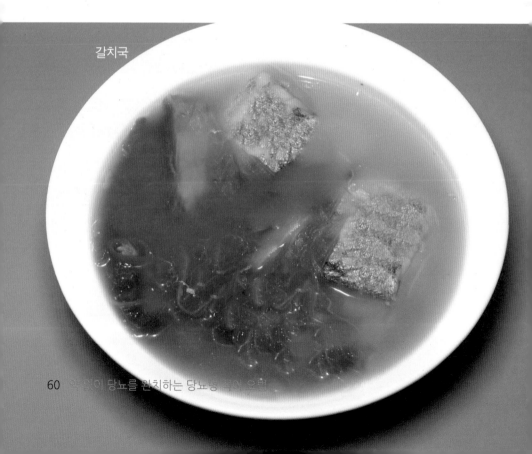

갈치국

약 없이 당뇨를 완치하는 당뇨

찌개로 먹으면 좋은
가자미 찌개

GI 40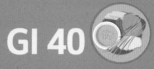

가자미과 　*Pleuronectes Platessa* 　튀김, 구이, 찜, 찌개, 조림, 식혜

넙치(광어)는 두 눈이 머리 왼쪽에 있고 가자미는 두 눈이 머리 오른쪽에 있다. 이 때문에 '가자미눈을 뜨다'라는 말이 나왔는데 이는 한쪽으로 '흘겨보다'라는 뜻이다.

몸길이는 최대 1m 까지 자라지만 우리나라 해역에서 잡히는 가자미는 보통 '물가자미(*Eopsetta grigorjewi*)' 같은 자잘한 종이다. 가자미류 중에서 고급종은 도다리같이 회로 먹는 종이 있다.

가자미는 보통 10~50m의 수심에서 서식하고 최대 200m 수심에서도 산다. 주로 밤에 활동하고 낮에는 모래 속에 숨어 있는 경우도 있다.

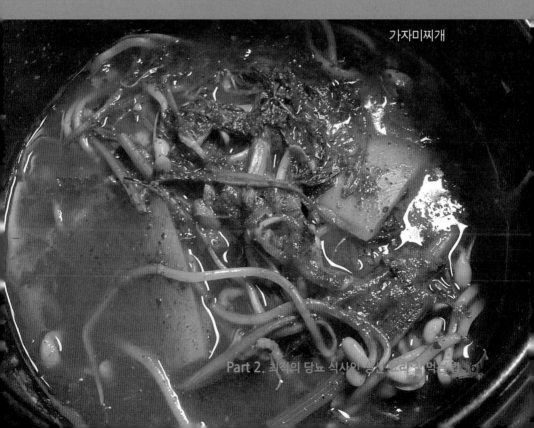

가자미찌개

가자미 잘 먹는 법

가자미는 혈행개선에 좋은 비타민 B3을 하루 필요량의 1/3을 함유하고 있지만 혈행개선과 뇌에 좋은 오메가 3 성분은 등푸른 생선에 비해 적게 함유하고 있다. 따라서 구이나 튀김보다는 찌개나 조림으로 먹는 것이 가자미의 영양소를 알뜰하게 흡수하는 방법이다. 지방 함량은 낮고 단백질 함량은 높기 때문에 담백한 맛으로 먹는 생선이다.

가자미찌개 300g
(1인분, 밥 별도)

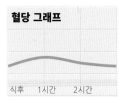

혈당 그래프

식후　1시간　2시간

칼로리 소비에 필요한 운동량

걷기	자전거	필라테스
75분	50분	85분

열량	300±kcal	일 2200kcal± 권장
탄수화물	15g±	일 250~400g 권장
설탕당	8g±	
단백질	28g±	일 1kg 체중당 1.1g 권장
지방	5g±	일 50g± 권장
포화지방	1g±	일 15g± 권장
불포화지방	2.5g±	1인분당 지방 섭취량이 낮은 편이다.
콜레스테롤	92mg±	
식이섬유	2g±	일 20~25g 권장
나트륨	650mg±	일 2000mg 권장
칼륨	750mg±	일 3500mg 권장

가자미구이 100g
(1인분, 1토막)

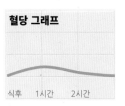

혈당 그래프

식후　1시간　2시간

칼로리 소비에 필요한 운동량

걷기	자전거	필라테스
30분	20분	40분

열량	120kcal±	일 2200kcal± 권장
탄수화물	0g	반죽튀김은 탄수화물 9g, 칼로리 50kcal 증가
설탕당	0g	
단백질	22g±	일 1kg 체중당 1.1g 권장
지방	2.2g±	일 50g± 권장
포화지방	0.5g±	일 15g± 권장
불포화지방	1.5g±	1인분당 지방 섭취량이 낮은 편이다.
콜레스테롤	60mg±	
식이섬유	0g	일 20~25g 권장
나트륨	280mg±	일 2000mg 권장
칼륨	330mg±	일 3500mg 권장

가자미의 특징과 영양 성분 백서

01. 가사미의 영양 성분은 등푸른 생신에 비해 적지만 살은 담백하고 알은 독특한 향이 있어 예로부터 즐겨 먹었다.

02. 가자미류 중에서 횟감으로 유명한 것은 도다리이다. 도다리 회는 맛있기 때문에 보통 광어회보다 비싸게 팔린다.

03. 우리나라는 납짝하게 생긴 생선 중 두 눈이 얼굴 오른쪽에 있는 생선은 대부분 가자미로 취급한다.

04. 우리나라 해역에서 서식하는 가자미류는 대개 수심 100m 이상의 깊은 곳에서 서식하고 모두 가자미처럼 식용한다.

05. 가자미류는 대부분 넙치처럼 납작한 형태이다. 이때 두 눈이 있는 면은 등처럼 보이고 색깔은 어두운 색이다. 눈이 없는 면은 배처럼 보이고 흰색인 경우가 많다.

06. 동해안에서 잡히는 노랑가자미(*Verasper moseri*)는 가자미를 삭혀서 만든 요리인 '가자미식해'의 재료가 된다.

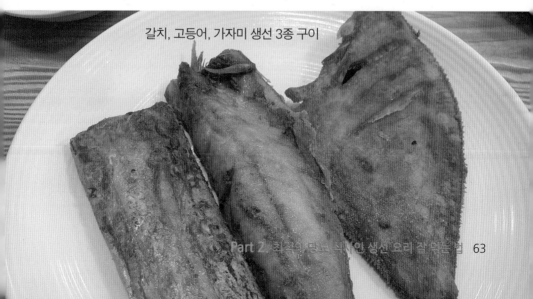

갈치, 고등어, 가자미 생선 3종 구이

조기를 당뇨식으로 먹기
조기(굴비)구이   GI 40

민어과 *Larimichthys polyactis*   찌개, 조림, 구이

　민어과의 조기류 중에서 우리가 먹는 것은 참조기인데, 건조시킨 것은 굴비라고 한다.

　조기는 밝은 빛을 싫어해 깊은 수심이나 혼탁한 물 밑에서 서식한다. 우리나라의 경우 서해와 남해의 수심 150m에서 볼 수 있다. 몸 길이는 30cm 내외이다.

　조기는 봄에 강 하구와 바다가 만나는 연안에서 산란을 한다. 성장기의 조기는 플랑크톤, 새우, 조개류를 잡아먹으면서 살게 되는데 드물게 장어, 정어리, 붕어를 잡아먹기도 한다.

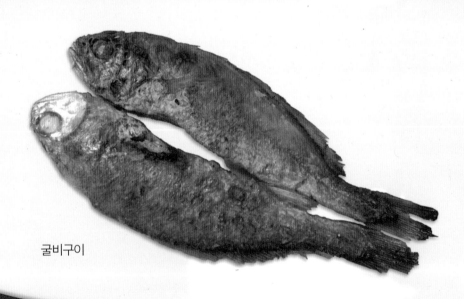

굴비구이

크기에 비해 단백질 함량이 높은 조기

조기는 주 서식지가 황해이다 보니 예로부터 한국과 중국에서 먹어온 물고기이다. 특히 중국에서는 조기를 4대 생선이라고 하며 즐겨 먹었다. 그런 내력 때문인지 조기는 약용 효능까지 널리 연구되어 수렴, 해독, 위장, 강장, 지혈에 효능이 있다고 한다. 맛, 건강상 이점 등의 여러 이유로 조기는 생선 중에서는 드물게 제삿상에 올리는 생선이 되었다.

밥도둑이라고 불리는 굴비는 참조기를 오랫동안 보존하면서 먹기 위해 소금에 절여 자연 건조시킨 것을 말한다. 이자겸이 전남 영광 법성포에서 유배 생활을 할 때 인종에게 소금에 절인 조기를 올리면서 '진상은 해도 굴한 것은 아니다.'라고 적었는데 이것이 굴비(屈非)의 유래가 되었다.

생조기는 구워 먹거나 찌개로 먹고, 굴비는 구워서 먹는다. 조기와 굴비의 영양 성분은 대동소이하지만 굴비는 소금에 절이는 특성상 나트륨 함량이 상대적으로 높다.

조기구이 100g
(1인분, 소자 한 마리 반)

혈당 그래프

| 식후 | 1시간 | 2시간 |

칼로리 소비에 필요한 운동량

걷기	자전거	필라테스
35분	25분	40분

열량	130kcal±	일 2200kcal± 권장
탄수화물	0g	찌개로 섭취하면
설탕당	0g	탄수화물 미세하게 상승
단백질	22g±	일 1kg 체중당 1.1g 권장
지방	4.5g±	일 50g± 권장
포화지방	1.3g±	일 15g± 권장
불포화지방	2.2g±	1인분당 지방
콜레스테롤	72mg±	섭취량이 낮은 편이다.
식이섬유	0g	일 20~25g 권장
나트륨	75mg±	일 2000mg 권장
칼륨	330mg±	일 3500mg 권장

조기(굴비)의 특징과 영양 성분 백서

01. 황석어 젓갈의 재료인 황석어는 조기와 비슷해 조기 새끼로 오인하는 경우가 많은데 사실은 정식 명칭은 민어과의 황강달이(*Larimichthys polyactis*)이다.

02. 조기는 혼탁한 물에서 서식한다. 해질녘에 위로 올라오고 새벽이면 수심 아래로 내려간다. 한낮에는 항상 바다 속 모래 바닥 가까운 곳에서 서식한다.

03. 조기는 보통 2마리를 1손, 20마리를 1두름이라고 부른다.

04. 조기의 비타민 B3, B12, 오메가 3 함량은 등푸른 생선의 1/3 수준이지만 담백질 함량은 연어와 비슷하고 지방 함량은 낮다.

05. 당뇨 및 혈액순환 목적으로는 굴비보다는 나트륨 함량이 적은 생조기를 섭취하는 것이 좋다.

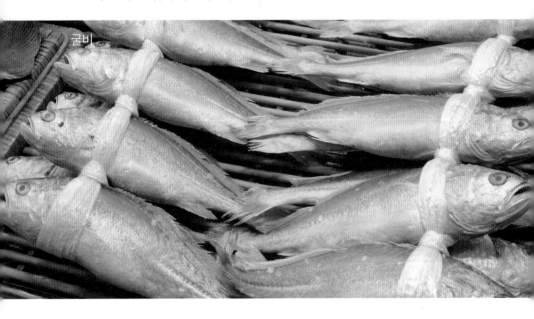

굴비

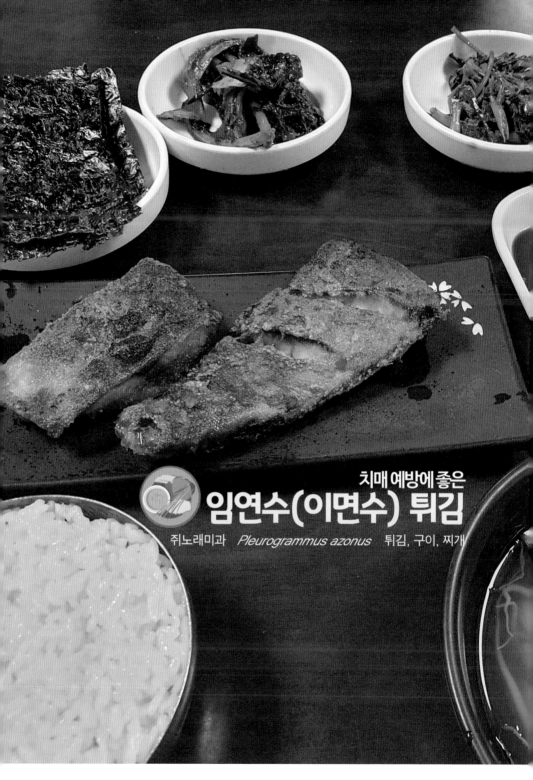

치매 예방에 좋은
임연수(이면수) 튀김

쥐노래미과   *Pleurogrammus azonus*   튀김, 구이, 찌개

당뇨식으로 임연수 잘 먹는 방법

　온대지방의 추운 바다에서 서식하는 물고기이다. 서북태평양 오호츠크해에서 일본을 지나 우리나라의 황해, 중국해역까지 분포한다. 습성상 심해 240m 깊이까지 서식하고 몸길이는 60cm까지 자란다. 머리는 크고 몸채에 5개의 선이 있다. 어린 치어는 얕은 바다에서 무리지어 다니다가 성어가 되면 깊은 수심으로 내려가는 성질이 생긴다. 산란 시기는 가을부터 이듬해 초봄인 2월까지이고 이때 잡은 이면수가 맛있다.

　조선시대에 함경북도에 임연수(林延壽)란 사람이 어부일을 잘 했는데 이 사람이 특히 많이 잡은 물고기라고 해서 임연수가 잡은 생선이란 뜻에서 임연수어(林延壽魚)라고 불리던 것이 지금의 임연수가 되었고 이면수라고도 한다. 임연수는 뒤김으로 먹시만 기름을 낳이 함유하고 있으므로 식용유를 넣지 않고 프라이팬이나 에어프라이어에서 조리한 후 간장에 찍어 먹는 것이 좋다.

임연수 구이 100g
(1인분, 한 토막)

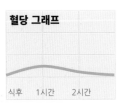

혈당 그래프

식후　1시간　2시간

칼로리 소비에 필요한 운동량

걷기	자전거	필라테스
40분	25분	45분

열량	160kcal±	일 2200kcal± 권장
탄수화물	0g	튀김으로 섭취하면
설탕당	0g	탄수화물 미세하게 상승
단백질	20g±	일 1kg 체중당 1.1g 권장
지방	9g±	일 50g± 권장
포화지방	2.2g±	일 15g± 권장
불포화지방	5.3g±	1인분당 지방
콜레스테롤	73mg±	섭취량이 낮은 편이다.
식이섬유	0g	일 20~25g 권장
나트륨	70mg±	일 2000mg 권장
칼륨	400mg±	일 3500mg 권장

임연수의 특징과 영양 성분 백서

01. 임연수는 지방이 많은 생선이다. 오메가 3은 등푸른 생선보다는 못하지만 일반 생선에 비해 많이 함유되어 있고 특히 치매 예방이나 손발저림을 예방하는 비타민 B12는 하루 필요량의 6배가 함유되어 있다.

02. 임연수는 플랑크톤, 작은 물고기, 새우 같은 갑각류를 잡아먹으면서 산다.

03. 다른 물고기에 비해 살집이 두툼하지만 맹 맛에 가깝다. 그래서 생선 요리 중에서는 인기 없는 생선이지만 프라이팬에서 잘 구우면 기름지고 담백한 맛이 꽤 좋다. 단백질 섭취 목적으로는 아주 좋은 물고기이다.

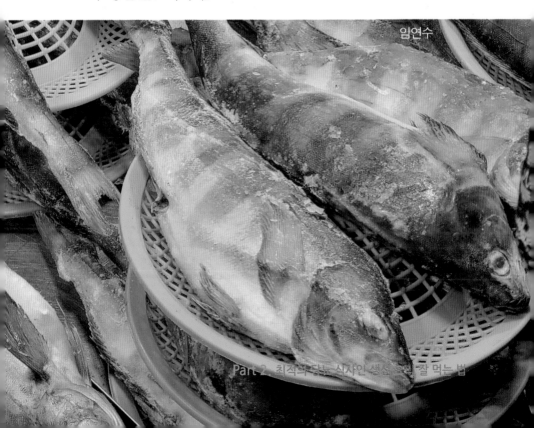

임연수

당뇨식으로 명태 잘 먹는 방법
동태찌개(명태)   GI40

대구과 *Theragra chalcogramma* 국, 찌개, 조림, 해물탕, 알탕, 튀김(생선가스)

명태는 대만 해엽에서 우리나라 동해, 일본 북부, 러시아 오호츠크해, 베링해 등의 북태평양 해역에 분포하는 한류성 물고기로서 전 세계에서 우리나라가 가장 많이 소비하는 물고기이다. 우리나라의 경우 황해에서는 명태를 거의 볼 수 없다. 명태는 수심 30~400m에서 생존하는 바다 밑바닥에서 사는 대표적인 물고기이다. 이 중 암컷은 얕은 바다에서 서식한다. 몸길이는 평균 40cm이지만 큰 것은 90cm까지 성장한다. 주로 바다 밑바닥에서 서식하는 물고기나 오징이 따위를 잡아먹고 고래 같은 큰 물고기의 먹이가 된다.

동태찌개

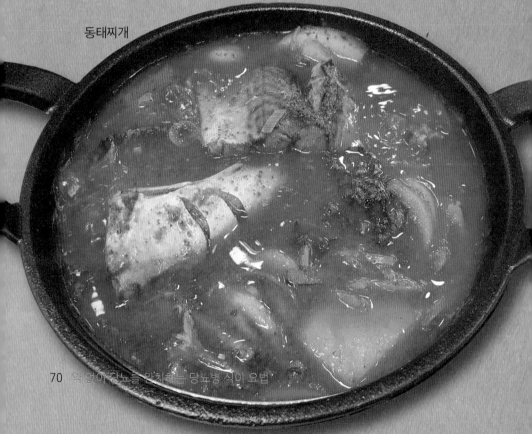

명태를 잘 먹으려면 찌개가 좋다.

명태를 얼린 것은 동태, 얼리지 않은 것은 명태 또는 생태라고 불린다. 명태찌개는 생태는 물론 동태로도 만들기 때문에 동태찌개 라고도 한다.

명태를 얼리지 않은 생태와 얼린 동태의 영양소는 거의 비슷하다. 요리하지 않은 생태의 영양 성분은 탄수화물 0g, 단백질 17g, 지방 0.6g, 포화지방 0.2g, 불포화지방 0.25g, 콜레스테롤 65mg, 식이섬유 0g, 나트륨 78mg, 칼륨 370mg이지만 찌개나 조림, 튀각으로 조리하면 부재료나 기름이 추가되기 때문에 영양소가 대폭 늘어난다.

명태는 등푸른 생선에 비해 오메가 3의 함유량이 적지만 비타민 B3와 비타민 B12의 함유량은 평균치 정도 되므로 혈액순환, 뇌 건강에 좋은 식품이다. 명태의 오메가 3을 제대로 섭취하려면 찌개에 명태알인 명란을 같이 끓여야 한다. 한방에서는 명태가 비장과 위를 튼튼하게 하고 음혈을 흐르게 하는 효능이 있다고 한다.

동태찌개 300g
(1인분, 반 마리, 밥 별도)

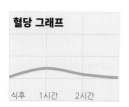

혈당 그래프

식후   1시간   2시간

칼로리 소비에 필요한 운동량

걷기	자전거	필라테스
65분	45분	75분

열량	250kcal±	일 2200kcal± 권장
탄수화물	15g±	탄수화물 매우 적음
설탕당	3.5g±	
단백질	32g±	일 1kg 체중당 1.1g 권장
지방	5.5g±	일 50g± 권장
포화지방	0.9g±	일 15g± 권장
다불포화지방	3g±	비타민 B3 3.4g
불포화지방	1g±	비타민 B12 3.1ug
콜레스테롤	88mg±	함유
식이섬유	6.0g±	일 20~25g 권장
나트륨	600mg±	일 2000mg 권장
칼륨	1000mg±	일 3500mg 권장

명태의 특징과 영양 성분 백서

01. 영국의 유명한 피쉬 앤 칩은 원래 대구살을 사용한 생선튀김과 감차칩으로 이루어진 서민 메뉴이다.

02. 피쉬 앤 칩스의 생선튀김 재료는 대구뿐 아니라 흰살 생선인 명태도 사용한다. 우리나라의 생선까스도 대구를 재료로 사용하지만 수제 생선가스집은 명태를 종종 사용한다. 명태 생선가스도 맛은 꽤 좋다.

03. 명태는 간 해독 작용을 하는 메티오닌 성분을 함유해 숙취해소에 좋다.

04. 생태와 동태는 영양 성분이 거의 비슷하지만 명태를 말려 북어나 황태는 단백질 같은 영양 성분이 대폭 늘어난다.

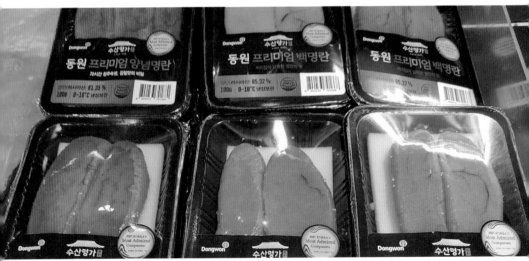

알탕에 흔히 들어가는 명태의 암컷 난자(알주머니)로 만든 명란젓 젓갈 가공품

황태구이 (북어, 코다리, 노가리)

황태를 당뇨 식사로 잘 먹는 방법

대구과   *Theragra chalcogramma*   구이, 국, 조림

명태의 새끼인 명태 치어를 말린 것은 노가리, 명태를 내장 빼고 코에 꿰어 반건조시킨 것은 코다리, 바짝 건조시킨 것은 북어, 겨울에 얼렸다 녹였다를 반복하면서 건조시킨 것은 황태라고 한다. 영양소는 건조시킨 것이 명태나 동태보다 곱으로 늘어나고 양념에 따라 영양소는 더 늘어난다. 대표적으로 늘어나는 영양소는 단백질 함량이므로 탄수화물을 줄이고 단백질로 배를 채워야 하는 당뇨인에겐 좋은 반찬이 된다.

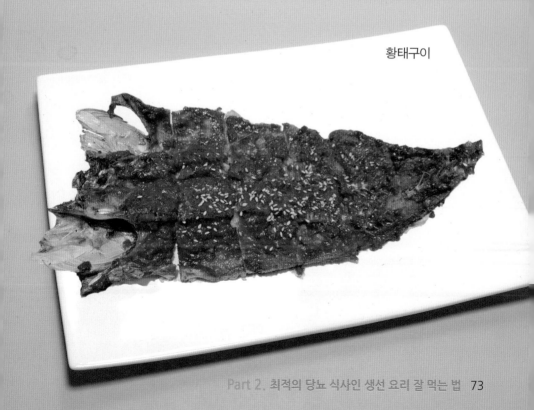

황태구이

황태를 당뇨식으로 맛있게 먹는 법

황태 한 마리의 무게는 보통 70g인데 머리를 제거하면 60g 안팎이다. 황태 구이용 고추장 양념의 무게는 60~70g이므로 황태구이의 무게는 양념을 포함하면 120g 정도이다. 양념 특성상 고추장 양념은 탄수화물이나 나트륨을 증가시킨다. 따라서 고추장의 사용을 최소화하고 대신 간장과 고춧가루를 사용한다. 또한 설탕 대신 참기름이나 들기름으로 맛을 내는 것이 나트륨 및 탄수화물 함량을 줄이는 좋은 방법이다. 황태에도 오메가 3이 함유되어 있는데 보통 1g 이하이다. 오메가 3의 1일 섭취량에는 조금 부족하므로 조리할 때 들기름을 몇 방울 첨가한다. 그럴 경우 오메가 3 함량을 더 높일 수 있다. 이렇게 요리한 황태구이는 혈액순환, 뇌 건강, 치매예방에 좋고 단백질 함량이 높으므로 당뇨 식사와 고혈압에도 좋은 음식이 된다. 아울러 황태의 좋은 지방을 같이 섭취하려면 껍질째 섭취하는 것이 좋은데 껍질에는 지방 성분이 더 잔존해 있기 때문이다.

황태구이 120g
(1인분, 한 마리, 밥 별도)

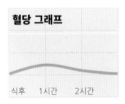

혈당 그래프

식후　1시간　2시간

칼로리 소비에 필요한 운동량

걷기	자전거	필라테스
75분	50분	85분

열량	300kcal±	일 2200kcal± 권장
탄수화물	6g	고추장 양념시 탄수화물 미세 증가
설탕당	2.5g	
단백질	35g±	일 1kg 체중당 1.1g 권장
지방	14.5g±	일 50g± 권장
포화지방	2.8g±	일 15g± 권장
다불포화지방	6g±	오메가 3 최대 1g 함유
불포화지방	4g±	
콜레스테롤	120mg±	
식이섬유	2.6g	일 20~25g 권장
나트륨	1600mg±	일 2000mg 권장
칼륨	1200mg±	일 3500mg 권장

황태의 특징과 영양 성분 백서

01. 황태는 명태와 마찬가지에 간에 좋은 성분인 메티오닌이 다량 함유되어 예로부터 술 마신 다음 날 해장국으로 즐겨 먹었다.

02. 황태 100g에 함유된 칼슘 400mg은 하루 필요량 절반에 해당하여 뼈를 튼튼히 한다. 황태의 칼륨은 1200mg이 함유되어 하루 필요량의 1/3을 차지한다.

03. 우리나라가 명태나 황태를 즐겨 먹는 것은 중국에도 널리 알려져 있다. 중국에서는 조선족이 우리나라처럼 명태를 많이 먹는다.

04. 조신시대에 함경도 명천의 태(太)씨 성을 가진 어부가 물고기를 잡아 관찰사에게 바쳤다. 물고기를 맛본 관찰사는 어부에게 물고기의 이름을 물어 보았으나 모른다고 하였다. 그러자 관찰사는 고을 이름의 첫글자인 명자와 태씨 성에서 이름을 따서 명태(明太)라는 이름을 붙였다.

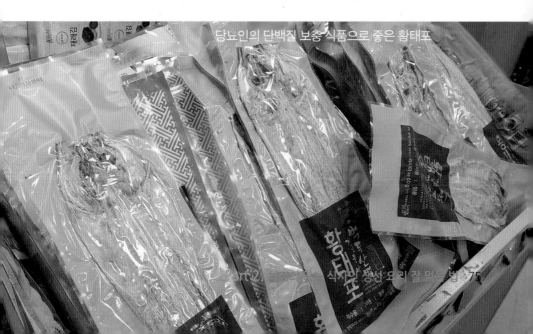

당뇨인의 단백질 보충 식품으로 좋은 황태포

대구탕

GI40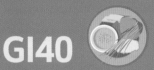

대구과 *Gadus macrocephalus* 대구탕, 구이, 생선가스, 포, 대구뽈찜, 해물탕

대구는 동태의 형님뻘에 해당하는 물고기로서 비린내가 심하지 않는 물고기 중 하나이다. 대구는 몸길이 30~70cm이지만 1m까지도 자란다. 수심 40~450m에서 서식하되 평균적으로 50~100m 수심에서 많이 볼 수 있고 꽁치, 오징어, 새우, 조기를 잡아먹고 산다. 대구의 등에 있는 고르지 않은 점박이 무늬는 동태와 구별하는 포인트이다.

대표적인 한류성 어류인 대구는 북태평양에서 우리나라 동해까지 서식하는 것을 태평양 대구라고 분류하는데 남해에서는 드물지만 황해에서는 북한에서 요동반도 앞까지 서식한다. 이와 달리 유럽에서 자생하는 대구는 대서양 대구로 분류하고 외형도 조금 다르다.

대구탕

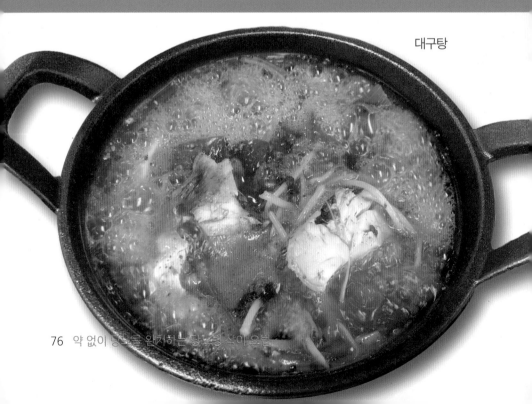

단백질 식사로 좋은 대구

대구는 시원한 국물 맛으로 먹는 물고기이기 때문에 다른 생선에 비해 지방 함유량이 낮고 이 때문에 오메가 3 지방도 대구 100g 낭 0.5g 성도 함유되어 있는데 이를 오메가 3 일약으로 환산하면 500mg이므로 1일 권장량의 절반 수준이다. 오메가 3처럼 혈행개선에 도움이 되는 비타민 B3 함량은 2.4mg, 치매 예방에 도움이 되는 비타민 B12 함량은 2.3ug이다.

대구구이는 대구탕에 비해 전체 영양 성분이 평균 30% 하락하지만 칼로리 역시 30% 정도 줄어든다. 칼로리는 낮고 단백질 함량이 높기 때문에 당뇨식은 물론 다이어트 식사에도 안성맞춤이다.

당뇨인이라면 구이보다는 탕으로 먹는 것이 좋은데 이때 지방 덩어리인 대구의 알까지 같이 섭취하는 것이 오메가 3의 섭취에 도움이 된다.

대구탕 300g
(1인분, 국물 포함)

혈당 그래프

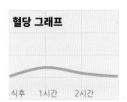

식후   1시간   2시간

칼로리 소비에 필요한 운동량

걷기	자전거	필라테스
50분	35분	55분

열량	190kcal±	일 2200kcal± 권장
탄수화물	6.2g	일 250~400g 권장
설탕당	1.9g	
단백질	30g±	일 1kg 체중당 1.1g 권장
지방	4.5g±	일 50g± 권장
포화지방	0.6g±	일 15g± 권장
불포화지방	3.3g±	1인분당 지방
콜레스테롤	70mg±	섭취량이 낮은 편이다.
식이섬유	2.2g	일 20~25g 권장
나트륨	750mg±	일 2000mg 권장
칼륨	850mg±	일 3500mg 권장

대구의 특징과 영양 성분 백서

01. 시원하고 단백한 맛으로 인기 있는 대구탕이나 대구 구이는 육류는 물론 다른 생선에 비해 지방 함량이 적기 때문에 단백질 보충의 건강식으로 좋은 생선이다.

02. 대구는 마그네슘 함량이 높은 편이기 때문에 피로회복, 당뇨 개선, 골다공증에도 좋다.

03. 이 물고기의 이름인 대구(大口)는 잎이 크다고 해서 붙은 이름이다.

04. 대구뽈찜은 대구 사람이 먹는 음식이 아니라 대구의 머리(대구뽈)를 아구찜처럼 쪄서 먹는 것을 말한다.

05. 볼태기탕은 대구의 몸통이 아닌 대구의 볼태기를 재료로 만든 해장국의 일종이다.

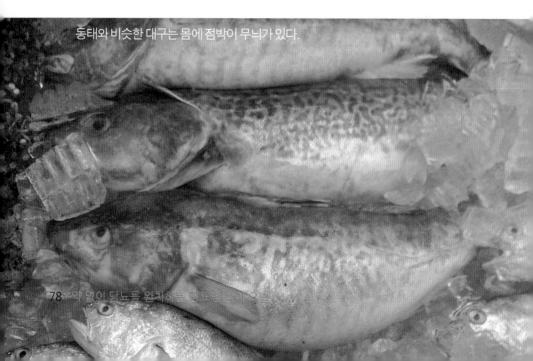

동태와 비슷한 대구는 몸에 점박이 무늬가 있다.

약 없이 당뇨를 완치하는 당뇨 완치 생활

몸에 좋은 지방 성분의 집약체
알탕

알탕이란 생선의 알집(난소)을 끓여 먹는 탕 종류이다. 보통은 동태의 알집을 끓여 먹지만 가자미 같은 다른 생선의 알집도 알탕이나 생선탕, 생선찌개에 넣어 먹을 수 있다. 일반적으로 흔한 것은 동태의 알을 이용한 알탕이다. 이때 암컷의 난소인 알집은 보통 미끈한 주머니 모양이고 '고니'라고 부른다. 쭈굴쭈굴한 주름이 있는 것은 수컷의 정소인 '이리'이다. 둘 다 알탕의 재료이다.

동태알탕

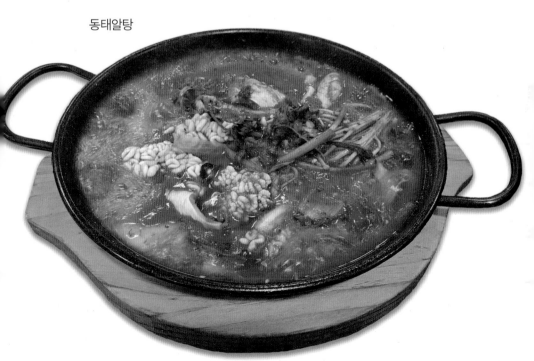

알탕의 영양 성분

생선알은 지방 덩어리이기 때문에 과다 섭취를 피하는 것이 좋지만 보통 오메가 3이 일정 비율 함유되어 있으므로 과다 섭취만 피한다면 일정량 섭취는 해 볼 만하다. 대부분의 지방이 그렇듯 오메가 3은 단독으로 들어 있지 않고 포화지방과 함께 들어 있는데 다행히 포화지방 비율이 불포화지방에 비해 낮다. 오메가 3은 포화지방과 함께 공존하기 때문에 오메가 3을 섭취하려면 포화지방을 같이 섭취할 수밖에 없다. 이때 중요한 점은 포화지방 대 오메가 3 함유 비율에서 오메가 3 비율이 높을수록 혈관에서 좋은 콜레스테롤인 고밀도 지질단백질(HDL)을 높여준다.

알탕은 알의 껍질인 알집을 함께 섭취하는 것이므로 단백질 함량은 생선살에 비해 소금 높지만 콜레스테롤 함량이 매우 높기 때문에 과다 섭취하기보다는 간간이 먹는 것이 좋다.

알탕 400g
(1인분, 공기밥 별도)

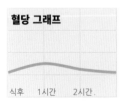

혈당 그래프

식후　1시간　2시간

칼로리 소비에 필요한 운동량

걷기	자전거	필라테스
40분	25분	45분

열량	150kcal±	일 2200kcal± 권장
탄수화물	10g±	일 250~400g 권장
설탕당	3g±	
단백질	20g±	일 1kg 체중당 1.1g 권장
지방	3.5g±	일 50g± 권장
포화지방	0.7g±	일 15g± 권장
불포화지방	2g±	포화지방 비율이 높은 편이다.
콜레스테롤	300mg±	
식이섬유	0g±	일 20~25g 권장
나트륨	1500mg±	일 2000mg 권장

식용 가능한 생선알 특징과 구별 방법

01. 가자미알은 알주머니가 납작한 형태이고 특유의 향과 고소한 맛이 별미이다.

02. 명란젓은 동태의 알(명란)을 소금에 절인 젓갈 요리이다.

03. 대구알은 식용할 수 있고 대구탕에도 흔히 들어 있다.

04. 날치 알은 보통 탕보다는 알밥으로 섭취한다.

05. 도루묵, 양미리 등 생선 알의 대부분은 몇 종을 제외하면 식용할 수 있다.

06. 오징어 내장은 해양 오염이 심해 식용을 피해야 한다.

07. 복어알은 청산가리 독성의 13배에 해당하는 맹독이 함유되어 있어 식용할 수 없다.

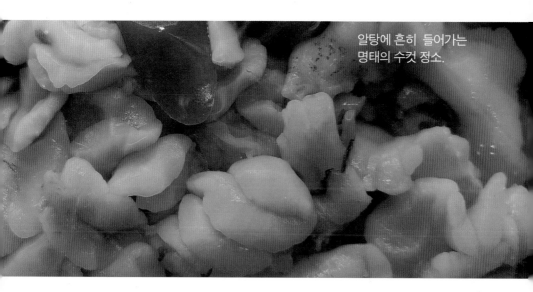

알탕에 흔히 들어가는 명태의 수컷 정소.

21종 생선 중 최고 생선 선택하기

가정에서 흔히 먹는 생선 21종에서 오메가 3 함량과 비타민 B3, B12 함량이 높은 것은 어떤 것이 있을까? 이들 성분은 혈액순환을 개선하고 손발저림이나 치매를 예방하기 때문에 기왕이면 이들 성분이 높은 생선을 섭취하는 것이 당연히 좋다.

간략하게 설명하면 등푸른 생선 중 살이나 껍질에 지방이 많은 생선을 섭취하는 것이 좋다. 담백한 생선일수록 지방 함량이 낮고 고소한 생선일수록 지방 함량이 높다. 이 원리를 생선이나 해산물에 적용해 보자.

동태는 담백한 생선이고 시원한 맛으로 먹는 생선이므로 지방 함량이 낮을 것이다. 대구탕은 물론 오징어도 담백한 맛으로 먹는 해산물이다. 그러므로 혈행개선에 도움이 되는 성분이 다른 해산물에 비해 낮을 것이다.

고소한 생선군을 살펴보자. 고등어는 지방질이 많은 생선이다. 고등어를 튀길 때 식용유를 넣는 사람이 많은데 사실 고등어는 자체 기름이 많은 생선이다. 실례로 고등어 찌개는 그윽한 기름 맛이 느껴지는 요리이다. 삼치 또한 고소한 맛이 있다. 이런 생선들은 동태나 대구보다는 오메가 3은 물론 혈행개선이나 치매 예방에 좋은 성분이 많이 함유되어 있다. 옆 표를 참고하면 등푸른생선 1토막 100g을 먹으면 오메가 3 알약을 2~4알 먹는 효과가 있음을 알 수 있다.

생선 21종 혈액순환, 뇌 건강 영양소 비교

100g당 함량, 1g=1000mg, 1mg=1000mcg(ug)

생선명 (오메가3 함량)	비타민 B3 (나이아신)	비타민 B12 (코발라인)
가자미 (0.5g)	4.7mg	1.3ug
갈치 (2g)	3.9mg	0.9ug
고등어 (4.2g)	8.3mg	12ug
꽁치 (3.6g)	7mg	17μg
대구 (0.5g)	2.4mg	2.3μg
동태 (생태)	3.4mg	3.1μg
멸치 (1.9g)	4.3mg	25ug
뱅어 (생것)	1.8mg	3.3ug
복어 (자주복=참복)	4.7mg	1.5μg
삼치 (1.9g)	9.5mg	5.3ug
숭어 (1.8g)	3.7mg	7.7ug
연어 (1.6g)	8.7mg	3.2ug
우럭 (Black Rockfish)	1.7mg	1.6ug
임연수 (이면수)	2.5mg	10.7ug
장어	3.2mg	3.8ug
전어	2.1mg	10.2ug
정어리 (2.0g)	8.1mg	9ug
조기 (0.7g)	2.8mg	2.5ug
참치 (생 1.6g, 캔 0.3g)	생 14.2mg (캔 9.5mg)	생 1.3ug (캔 1.6ug)
청어 (2.5g)	6.3mg	9.6μg
캐비어	0.7mg	19ug

주1) 오메가 3 함량은 최대 함량 추정값. 어획 시기에 따라 생선의 지방 비율이 다르므로 오메가 3 함량도 달라짐.(위 표는 여러 조사 자료를 참조한 최대 함량 추정값. 뇌 건강 및 치매 예방에 도움될 수 있음)

주2) 비타민 B3 성인 기준 1일 권장 섭취량 15mg(혈행개선에 도움될 수 있음)

주3) 비타민 B12 성인 기준 1일 권장 섭취량 2.4ug(치매예방에 도움될 수 있음)

Part 3.
밥과 곡류의
당뇨식 하는 법

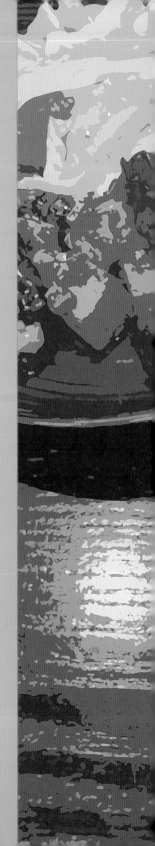

당뇨인에 맞는 쌀 고르는 방법
쌀(쌀밥, 벼) GI 84~92

벼과 *Oryza sativa* 밥, 죽, 떡, 과자, 튀밥

　벼는 논에서 재배하는 한해살이풀로 물을 좋아하는 일종의 수생
식물이다. 옥수수, 밀과 함께 세계 3대 곡물인 벼는 아시아와 아프리
카 지방에서 주식으로 널리 재배한다.

　벼의 높이는 0.5~1.2m로 자란다. 잎은 길이 20~30cm, 갈대 잎처
럼 생겼고, 꽃은 7~8월에 개방원추화서로 자잘한 이삭들이 모여달
린다. 열매는 영과로 껍질을 벗긴 것을 쌀이라고 부른다. 유사종으로
는 찹쌀로 알려진 찰벼(*var.glutinosa Matsum*)가 있다.

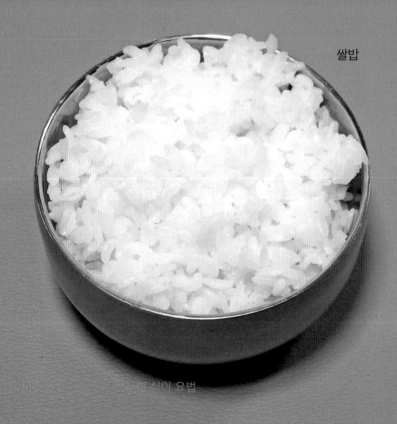

쌀밥

당뇨인이라면 섭취를 대폭 줄여야 하는 쌀밥

우리나라 사람의 주식인 쌀밥은 백미라고도 한다. 백미의 혈당지수
(GI 지수)는 쌀의 품종마다 다르지만 보통 84~92이다. 이는 섭취 후
혈액에서 혈당으로 선환하는 속도(혈당 상승노)가 설탕의 90% 속노
에 해당하는 매우 빠른 식품이란 뜻이다. 일반적으로 혈당지수 70 이
상을 혈당으로 전환되는 속도가 매우 빠른 위험 식품군으로 분류하여
당뇨인은 섭취를 피해야 하는데 쌀은 그 대표적인 식품이란 것이다.

또한 쌀밥은 1공기만 섭취해도 GI 지수가 높아지므로 두 공기를 섭
취하면 혈당지수는 배로 상승하게 된다. 이것은 혈당지수를 낮추어야
하는 당뇨 환자에게는 치명적이기 때문에 당뇨 환자라면 쌀밥의 섭취
를 가급적 줄이고 현미, 잡곡밥, 콩밥을 먹는 것을 생각해야 한다. 당
뇨인이 만약 정백미의 쌀밥을 계속 섭취한다면 당뇨 환자의 몸은 더
욱 악화되는데 당뇨 환자에게 가장 빨리 오는 증상은 모세혈관 장애
로 인한 손발저림 증상, 당뇨발, 당뇨성 시력장애가 있다.

쌀밥 210g
(1공기, 쌀 90g 분량)

혈당 그래프

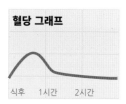

| 식후 | 1시간 | 2시간 |

칼로리 소비에 필요한 운동량

걷기	자전거	필라테스
75분	50분	85분

열량	310kcal±	일 2200kcal± 권장
탄수화물	67g	일 250~400g 권장
설탕당	0g±	
단백질	5.6g±	일 1kg 체중당 1.1g 권장
지방	0.85g±	일 50g± 권장
포화지방	0.15g±	일 15g± 권장
다불포화지방	0.23g±	탄수화물 함량은 많고 단백질, 지방, 식이섬유 함량은 적다.
불포화지방	0.36±	
콜레스테롤	0mg±	
식이섬유	0.8g±	일 20~25g 권장
나트륨	0mg±	일 2000mg 권장
칼륨	70mg±	일 3500mg 권장

당뇨에 좋은 쌀 고르는 방법

01. 밥 1공기는 탄수화물 함량이 72g이나 될 뿐 아니라 혈당으로 변하는 속도가 빠르므로 에너지원으로는 좋은 식품이다. 예를 들어 육체 노동이나 운동을 많이 해서 몸이 피로해진 사람은 쌀밥을 섭취하면 바로 혈당으로 전환되어 피로회복이 되기 때문에 농사꾼이 많았던 시절에는 밥이 보약이라는 말도 있었다.

02. 바꿔 말하면 당뇨병은 혈액에 혈당이 높기 때문에(당이 많은 상태. 육체 노동이나 운동을 할 때 필요한 에너지가 과도한 상태) 혈액 성분의 변화로 인해 발생하는 병이므로 혈당을 줄이는 것이 중요하다. 쌀밥은 혈당의 원료인 탄수화물이 높을 뿐 아니라 혈당으로의 전환 속도가 빠르므로 섭취를 줄여야 하는 식품이다.

03. 흰 쌀밥은 당뇨에 좋지 않으므로 보통 현미, 콩밥, 보리밥, 잡곡밥으로 대체하거나 GI 지수가 낮은 장립종 쌀로 대체한다.

아시아 쌀의 종류별 GI 지수(낮을수록 당뇨 환자에게 좋은 식품, GI 70 이하 권장)

쌀 품종	GI 지수	특징
정백미 (쌀밥, 초밥 등)	84~92	자포니카(중단립종, Medium grain, Short grain) 우리나라를 포함한 극동 아시아 3국의 재배 품종
자스민 라이스 (안남미)	68~80	태국, 베트남 재배 품종의 하나 인디카(장립종, Long grain) 품종의 대표적인 쌀 몇몇 중국 · 베트남 식당에서 안남미 사용
바스마티 라이스	56~69	인도, 파키스탄 재배 품종의 하나로서 장립종
스와르나	55~65	인도 재배 품종의 하나로서 장립종
둔가라	56~69	호주 재배 품종의 하나로서 장립종

당뇨에 적합한밥, 성인병 예방에 좋은
현미밥 GI 55~66

벼과 *Oryza sativa* 밥, 죽, 떡, 과자, 튀밥

수확한 벼의 열매를 사람이 먹으려면 껍질을 벗겨야 하는데 이 작업을 도정 작업이라고 한다. 이때 벼의 열매 껍질은 왕겨라고 하고 왕겨를 깎은 것이 새하얀 쌀이기 때문에 백미, 또는 도정하여 완전히 깎았다는 뜻에서 정백미 또는 도정미라고 한다.

도정 작업을 할 때 사람의 입맛에 깔깔하지 않고 부드럽게 씹히도록 많이 깎다 보니 배아도 완전 깎아내게 되는데 쌀은 사실 배아에 영양 성분이 많다.

이 배아를 버리지 않고 먹기 위해 왕겨만 살짝 깎은 것이 현미이다. 살짝 깎은 것이기 때문에 현미의 색상은 백미처럼 새하얀 색이 아니라 약간 노란색이고 씹는 맛은 백미와 달리 까칠해진다.

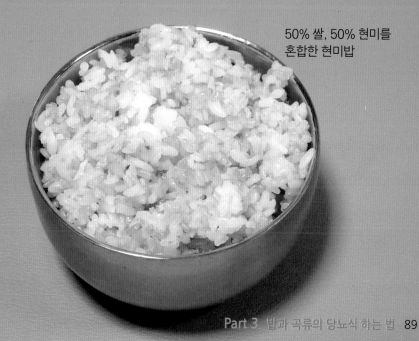

50% 쌀, 50% 현미를
혼합한 현미밥

현미밥이 당뇨인에게 좋은 이유

현미는 껍질인 왕겨만 살짝 깎은 쌀이기 때문에 쌀의 알맹이인 배젖에 배아가 붙어 있는 상태이다. 배아가 남아 있으므로 영양소는 더 많고 껍질도 살짝 남아 있으므로 식이섬유도 많다. 식이섬유가 많으면 소장에서 소화를 시키는 데 시간이 소요되므로 바로 혈당으로 전환되지 않고 더디게 전환된다. 그래서 현미의 GI 지수는 통상 60으로 보고 있다. 당뇨인에게 좋은 쌀이라는 것이다.

이처럼 도정한 강도에 따라 현미나 백미로 나누어진다. 현미의 경우는 덜 깎은 것이기 때문에 흔히 7분도 쌀이라고 한다. 도정을 더 한 쌀은 8분도이거나 9분도 쌀이다. 9분도 쌀은 껍질을 거의 깎아낸 쌀이므로 백미에 해당한다.

현미는 껍질을 덜 깎은 쌀이기 때문에 꺼칠한 맛이 있다. 그래서 현미 100%로 밥을 하면 꺼칠한 맛이 많이 있기 때문에 부드러운 밥에 익숙한 사람들은 현미를 잘 먹지 못한다. 이 경우에는 백미 50%, 현미 50% 비율로 밥을 하는 것이 좋다. 이 정도만 해도 밥 1공기당 GI 지수를 15% 정도 낮추는 효과가 있다. 물론 당뇨 증세가 아주 심한 사람은 쌀을 혼합하지 않은 100% 현미밥이 좋다.

쌀, 찹쌀, 현미의 GI 지수 비교

쌀종류	GI지수	특징
멥쌀 (쌀, 백미, 정백미)	84~92	쌀밥, 죽, 멥쌀떡, 시루떡 등
찹쌀	86~98	찹쌀떡, 인절미, 경단 등
현미	55~66	현미밥, 현미죽

도정 상태로 본 좋은 국산 쌀 고르기

현미도 도정 등급이 있다. 도정 등급에 의해 미강부가 얼마만큼 남아 있나 보는 것인데 미강부가 적게 남을수록 더 부드러워지고 밥 맛은 좋지만 영양 성분은 더 소실된 쌀이고 당뇨에는 적합하지 않다.

도정상태	이름	특징
12~10분도	백미 정백미 쌀	쌀 껍질인 과피와 과피 안의 종자 껍질인 종피(미강, 호분층)까지 완전히 깎아 흰쌀만 남은 상태. 쌀 종자의 흰색 알맹이인 배젖만 있는 상태.
9~8분도	9분도 쌀 8분도 쌀	쌀 속 배아(씨눈)/미강이 80~90 남은 상태로 깎은 쌀. 일종의 현미이지만 백미로 본다.
7분도	7분도 쌀	쌀 속 배아(씨눈)/미강이 70% 남은 상태로 깎은 쌀.
5분도	5분도 쌀	쌀 속 배아(씨눈)/미강이 50% 남은 상태로 깎은 쌀.
3분도	3분도 쌀	30%만 도정한 상태로 쌀눈이 30% 남은 상태. 아주 꺼끌하므로 약이라고 생각하고 먹는다. 현미와 비슷하다.
0분도	현미	일반적으로 말하는 현미이다. 꺼칠한 맛이 강하므로 현미 50%, 백미 50%로 밥을 지어 먹는다. 당뇨가 심한 사람은 현미 100% 또는 현미와 잡곡과 혼합해 밥을 지어 먹는다.

당뇨식에 적당한 쌀은 현미이다. 현미는 꺼칠한 맛이기 때문에 백미와 섞어서 밥을 지어먹는다. 매번 백미와 혼합하는 것이 귀찮을 경우에는 5분도 쌀을 준비해 5분도 쌀 100%로 밥을 지을 수도 있는데 백미에 비해 혈당을 낮추는 효과가 있을 것이다.

당뇨인을 위한 최고의밥
잡곡밥, 15곡밥 GI 55

쌀, 현미, 보리, 찰보리, 흑미, 수수, 조, 귀리, 서리태, 백태 등의 혼합 잡곡

잡곡밥은 여러 가지 곡식을 건강 및 섭취하기 좋은 비율로 혼합하여 지은 밥을 말한다. 보통은 5곡밥을 말하지만 요즘은 15가지 잡곡을 혼합한 15곡밥도 있다. 마트에서 15곡 등의 잡곡을 구입한 후 밥을 지을 때 쌀과 혼합해 짓는다. 잡곡밥 1인분은 쌀밥 1인분에 비해 탄수화물은 높지만 GI 지수가 낮기 때문에 혈당을 낮고 완만하게 상승시킨다.

잡곡밥

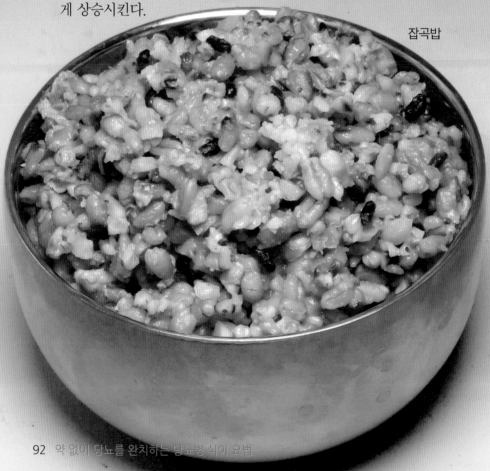

당뇨에 참 좋은 잡곡밥

잡곡은 쌀은 물론 현미에 비해 GI 지수를 더 낮출 수 있다. 예를 들어 쌀밥은 GI 지수 90, 현미밥은 60 정도인 반면 잡곡밥의 GI 지수는 58 정도인데 이 GI 지수도 잡곡의 혼합 비율을 소설하면 더 낮출 수 있나.

물론 잡곡의 혼합은 아주 어렵다. 예를 들어 보리쌀이 30% 이상 들어 있는 잡곡은 식이섬유가 많기 때문에 장을 시끄럽게 하고 방귀의 배출을 늘리게 한다. 또한 잡곡은 밥의 맛이 거칠고 맛없다는 것이 단점이다. 무엇보다 잡곡은 본인의 당뇨 치료를 위해 준비하는 것이기 때문에 여러 식구가 모여사는 가정에서 다른 가족에게 잡곡을 억지로 강요해야 하는 상황이 발생한다. 그런 일을 피하려면 자기 밥만 전담으로 하는 작은 전기밭솥이 필요할 것이다. 자신의 밥만 짓는 전기밥솥을 별도로 준비해서라도 잡곡밥을 먹는 습관을 들이는 것이 당뇨를 이기는 지름길이다.

잡곡밥 210g
(혼합 비율에 따라 영양소 다름)

혈당 그래프

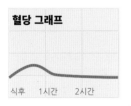

식후　1시간　2시간

칼로리 소비에 필요한 운동량

걷기	자전거	필라테스
85분	55분	95분

열량	340kcal±	일 2200kcal± 권장
탄수화물	73g	일 250~400g 권장
설탕당	0.1g±	
단백질	8.9g±	일 1kg 체중당 1.1g 권장
지방	2g±	일 50g± 권장
포화지방	0.35g±	일 15g± 권장
다불포화지방	0.79g±	쌀밥에 비해 탄수화물, 단백질, 식이섬유 섭취량이 조금 늘어나지만 GI 지수는 낮다.
불포화지방	0.56±	
콜레스테롤	0mg±	
식이섬유	3.9g±	일 20~25g 권장
나트륨	270mg±	일 2000mg 권장
칼륨	210mg±	일 3500mg 권장

잡곡 종류별 GI 지수표

다음은 잡곡밥으로 많이 먹는 곡물별 GI 지수이다. 곡물은 익히면 일반적으로 GI 지수가 조금 올라간다.

잡곡 종류	GI 지수	혼합 비율(15곡 기준)
귀리	55 전후	잡곡에 보통 10~20% 혼합
보리 (찰보리)	50~65	잡곡에 보리와 찰보리를 합쳐 10% 내외 (일반적으로 찰진 곡물은 GI 지수가 조금 더 높음)
조	50~55	잡곡에 보통 5% 이하 혼합
수수	50~55	잡곡에 보통 15% 이하 혼합
기장	50~55	잡곡에 보통 10% 이하 혼합
현미	55~66	5곡 이상의 잡곡에 현미는 5~35% 혼합 한다.
흑미	55	잡곡에 보통 1~5% 혼합
밀쌀	50~55	잡곡에 보통 15% 이하 혼합 (순수 밀가루의 GI 지수는 55 정도이지만 밀가루로 만든 음식은 GI 지수가 70 이상 으로 상승한다.)
율무	48	잡곡에 보통 5% 이하 혼합
콩 (5종 혼합콩)	20~30	잡곡에 보통 10~20% 혼합

위와 비슷한 비율로 5곡, 10곡, 15곡, 20곡 잡곡을 만들어 본다. 그 후 밥을 지을 때 쌀 30~50%와 혼합해 밥을 짓는다. 쌀 없이 잡곡으로도 밥을 지을 수 있는데 식감은 많이 거칠고 투박하다. 이 경우 쌀을 20% 정도만 혼합해도 많이 부드러운 맛의 잡곡밥이 된다.

인슐린 개선에 좋은 최고의 당뇨밥은 콩밥
콩밥, 병아리콩밥, 잡곡콩밥

콩, 팥, 병아리콩, 렌즈콩 등

당뇨식의 어려운 점은 GI 지수와 칼로리를 낮추는 식사를 해야 하므로 포만감을 포기해야 한다는 점이다. 쌀밥은 GI 지수가 높기 때문에 한 공기에서 반 공기 더 먹으면 혈당이 많이 상승하게 된다. 혈당 상승 없이 한 숟갈 정도 더 먹을 방법은 없을까 고민하는 분이라면 콩밥이 제격이다.

콩밥용 콩은 강낭콩, 완두콩, 팥 등이 있고 해외 수입산 콩은 병아리콩과 렌즈콩 따위가 있다. 병아리콩은 말린 콩을 반으로 잘라 판매하는 것을 구입하면 물에 불리지 않고 밥을 지을 수 있고 밥맛도 외국산 콩 중에서는 꽤 좋은 편이다.

절단된 병아리콩

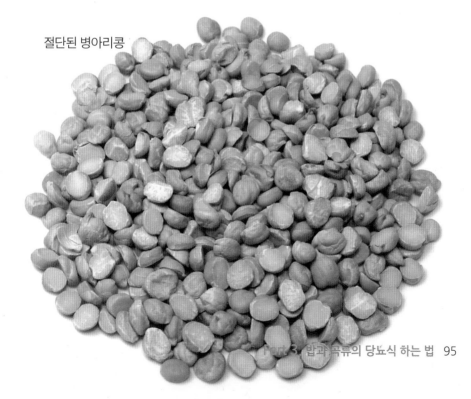

콩밥을 선택하고 조리하는 방법

당뇨인이 섭취하는 콩밥은 보통 쌀과 콩을 7:3~7:1 비율로 혼합한다. 쌀보다는 현미, 현미보다는 잡곡을 콩과 혼합하면 GI 지수가 쌀밥보다 50% 낮은 밥을 지을 수도 있다. 당뇨인이라면 백미나 밀가루 음식을 무조건 안 먹거나 적게 먹는 것이 당뇨를 이기는 지름길이다.

GI 지수가 낮은 잡곡밥이나 콩잡곡밥의 장점은 한 숟가락을 더 먹어도 혈당지수가 쌀밥이나 라면처럼 급격하게 올라가지 않는 점에 있다. 물론 GI 지수가 낮다고 해도 2인분을 먹는 식으로 폭식을 하는 것은 금물이다.

콩밥을 조리할 때 한 가지 명심할 점이 있다. 콩밥은 보통 물에 한두 시간 불린 후 밥을 지어야 한다. 병아리콩의 경우 물에 불리면 껍질이 저절로 떨어져 물 위에 떠다닌다. 이것을 더럽다고 버리기도 하는데 천만의 말씀. 콩 껍질은 보통 식이섬유이므로 밥을 할 때 껍질 채 먹어야 혈당지수도 느리게 오르고 포만감도 오래간다.

콩밥 210g
(1공기, 콩에 따라 영양소 다름)

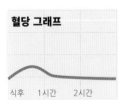

혈당 그래프

식후 1시간 2시간

칼로리 소비에 필요한 운동량

걷기	자전거	필라테스
85분	55분	95분

열량	340kcal±	일 2200kcal± 권장
탄수화물	74g	일 250~400g 권장
설탕당	0.1g±	
단백질	9.1g±	일 1kg 체중당 1.1g 권장
지방	2g±	일 50g± 권장
포화지방	0.35g±	일 15g± 권장
다불포화지방	0.79g±	쌀밥에 비해 탄수화물, 단백질, 식이섬유 섭취량이 조금 늘어나지만 GI 지수는 낮다.
불포화지방	0.56±	
콜레스테롤	0mg±	
식이섬유	3.8g±	일 20~25g 권장
나트륨	360mg±	일 2000mg 권장
칼륨	210mg±	일 3500mg 권장

콩밥의 특징과 영양 성분 백서

01. 콩에 함유된 콩 난백실은 식후 혈당 조절을 향상시키고 인슐린 분비를 촉진시킨다. 당뇨가 이미 진행중인 사람은 당뇨합병증을 예방하기 위해 콩밥을 먹을 필요성이 있다.

02. 콩은 종류별로 맛도 다르고 GI 지수나 영양 성분도 조금 다르므로 자신에게 적합하고 입맛에 맞는 콩을 고른다. 당뇨인에게 추천하는 콩은 메주콩과 병아리콩이다.

03. 팥이나 강낭콩은 탄수화물 비율이 높은 콩이지만 콩밥으로 조리하면 밥의 GI 지수를 떨어트릴 수 있다. 대두(된장, 두부콩, 메주콩)와 검은콩은 탄수화물이 상대적으로 낮고 단백질 함량이 높다. 밥맛을 위해서라면 강낭콩이 좋지만, 당뇨식 콩밥은 대두 같은 노란색 콩과 검정콩을 혼합하는 것이 좋다.
다만 대두는 지방 함량이 높기 때문에 병아리콩도 대안이다.

04. 콩가루는 GI 지수가 콩만큼 낮다. 콩 종류와 잡곡으로 미숫가루를 만들어 음용하면 좋은 당뇨 간식이 될 수 있을 것이다.

렌즈콩

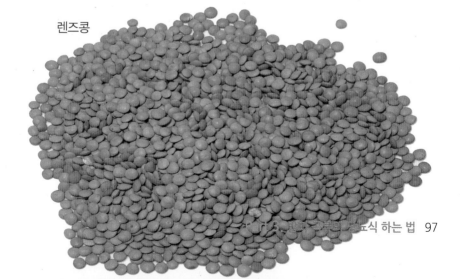

콩밥용 콩의 종류 별 GI 지수표

작은 콩은 30분, 큰 콩은 1~2시간 물에 불린 후 냉동실에 보관한다. 그 후 필요할 때마다 꺼내어 쌀이나 잡곡과 혼합해 콩밥을 짓는다.

콩 종류	GI지수	100g 당 영양 성분	특징
대두 (콩밥 및 반찬용)	15~20	칼로리 170kcal 탄수화물 10g 단백질 17g 지방 9g 칼륨 512mg	두부, 두유, 된장, 간장, 콩기름의 재료인 메주콩을 말한다. 콩 중에서는 탄수화물 함량이 가장 낮고 지방 함량은 높다.
팥 (떡 & 팥밥용)	20~50	칼로리 300kcal 탄수화물 62g 단백질 20g 지방 0.5g 칼륨 1200mg	찐팥은 GI 지수가 낮지만 팥앙금이나 팥죽은 GI 지수가 매우 높아진다. 칼륨 함량이 높으므로 신장 질환이 있는 사람은 섭취를 피한다.
강낭콩 (반찬 & 콩밥용)	14~24	칼로리 130kcal 탄수화물 22g 단백질 9g 지방 0.5g 칼륨 400mg	강낭콩은 탄수화물 함량이 매우 낮기 때문에 당뇨밥에 좋지만 단백질이 적으므로 다른 단백질을 함께 섭취할 필요성이 있다.
검은콩 (반찬 & 콩밥용)	30	칼로리 340kcal 탄수화물 62g 단백질 22g 지방 1.4g 칼륨 1450mg	칼륨 함량이 높으므로 신장 질환이 있는 사람은 섭취를 피한다.
완두콩 (제빵 & 콩밥용)	33	칼로리 100kcal 탄수화물 15g 단백질 5g 지방 0.5g 칼륨 250mg	전체적으로 영양 성분이 적은 편인데 제빵에 넣는 완두는 보통 설탕이 가미되어 있으므로 완두콩빵은 당뇨인에게 좋지 않지만 단팥빵보다는 좋은 편이다.

콩밥은 단일콩으로 하는 것보다는 여러 콩을 맛과 건강 목적에 맞게 혼합한 후 쌀이나 잡곡과 섞어 콩밥을 짓는다. 탄수화물을 줄이려면 대두, 강낭콩, 완두콩이 좋지만 그만큼 단백질 함량이 낮으므로 단백질 함량이 높은 콩도 배합한다. 콩잡곡밥이나 콩현미밥은 쌀밥에 비해 칼로리는 10% 높지만 GI 지수는 40% 이상 낮으므로 당뇨밥으로 아주 좋다.

콩 종류	GI지수	100g당 영양 성분	특징
땅콩 (반찬용)	10	칼로리 560kcal 탄수화물 17g 단백질 26g 지방 50g 칼륨 700mg	지방의 구성은 포화지방 7g, 다불포화지방 16g, 불포화지방 24g이므로 몸에 좋은 지방이 더 함유되어 있다.
렌즈콩 (콩밥용)	29	칼로리 350kcal 탄수화물 60g 단백질 29g 지방 1g 칼륨 950mg	콩밥용 콩 중에서는 가장 단백질 함량이 높고 식이섬유 함량도 높다. 다른 콩에 비해 포만감이 오래가는 것이 장점이지만 맛이 없는 것이 단점이다.
병아리콩 (콩밥용)	10~20	칼로리 340kcal 탄수화물 60g 단백질 20g 지방 3g 칼륨 400mg	콩밥용 콩 중에서는 가장 GI 지수가 낮다. 쌀이나 잡곡을 섞지 않고 병아리콩만으로 주식을 먹는 나라도 있다. 약간 밤맛 비슷하고 살짝 고소한 맛이기 때문에 잡곡밥에 넣으면 잡곡밥이 맛있어지고 GI 지수는 더 낮아진다.
퀴노아 (콩밥용)	35~50	칼로리 374kcal 탄수화물 69g 단백질 13g 지방 6g 칼륨 740mg	지방의 구성은 포화지방 0.6g, 다불포화지방 2.3g, 불포화지방 1.5g이므로 몸에 좋은 지방이 더 함유되어 있다.

당뇨인에게 좋은 아침 식사 찾기
오트밀, 시리얼 GI 50~60

귀리, 오트밀, 시리얼, 간식, 식사

　　바쁜 현대인의 아침 식사로 유명한 간편식은 오트밀과 시리얼이 있다. 오트밀은 귀리를 간편하고 먹기 쉽도록 가공한 것을 말하고 시리얼은 귀리를 비롯해 각종 잡곡을 간편하고 먹기 쉽도록 가공한 것이다.

압착한 오트밀

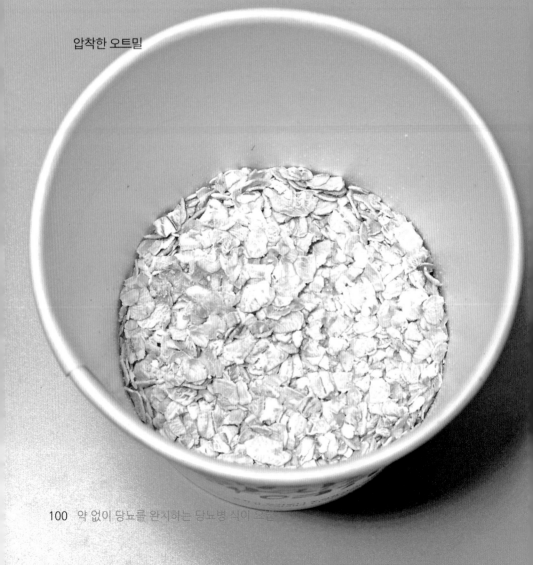

오트밀과 시리얼 중 어느 것이 당뇨인의 아침 식사로 괜찮을까? 다음은 오트밀과 시리얼 제품의 혈당지수이다.

시리얼 종류	GI지수	특징
압착/스틸컷 오트밀 (무가당 제품)	53~57	무가당 오트밀로 죽처럼 우유나 뜨거운 물에 타서 먹는다. 당뇨식으로 괜찮다.
뮤즐리 (혼합 오트밀)	55~60	오트밀에 식이섬유인 건과일 조각, 건포도 등과 여러 잡곡을 혼합하고 당분으로 맛을 낸 혼합 오트밀이다. 당도가 과자와 비슷하기 때문에 당뇨인에게 적합하지 않다.
시리얼 오트밀류 (가당 제품)	75~79	시리얼 스타일 오트밀로 당분이 높다. 당뇨인은 섭취를 피해야 한다.
시리얼 (콘프레이크 등)	75~85	일반적으로 보는 어린이 대상 시리얼이다. 각종 지방은 물론 당분이 가미되어 어린이 입맛에 맞춘 것이기 때문에 GI 지수가 높다. 당뇨인은 섭취할 수 없다.
기타 현미 씨리얼 등	–	현미를 비롯한 잡곡 시리얼 중 무가당 시리얼은 GI 지수가 낮을 수도 있다.

당뇨인에게 적합한 시리얼은 오트밀 중에서 설탕을 가미하지 않은 원래 자연 그대로의 오트밀 외에는 없다. 첨가물이 없는 이 오트밀은 납작하게 압착한 것과 압착 대신 잘게 자른 스틸컷 오트밀이 있다. 흔히 말하는 퀵오트밀은 압착 오트밀 상품명이 유명해서 이름 붙은 것이다. 당연히 설탕이 가미된 것과 없는 것이 있으므로 제품 성분표에서 귀리 외에 다른 성분이 없는 제품을 구입해야 한다.

압착 오트밀도 제조 회사에 따라 압착 상태가 딱딱한 것과 부드러운 것이 있는데 부드러운 것은 뜨거운 물에서 1분이면 숭늉이나 죽처럼 변하기 때문에 비교적 먹기 좋고 맛도 좋다. 압착 오트밀은 아침 식사 대신 30g을 물이나 우유에 타 먹는데 30g당 탄수화물은 20g이다.

GI지수가 낮은 죽요리 만드는방법
죽 요리　　　　　GI 50~95

죽, 전복죽, 팥죽, 소고기죽, 호박죽, 닭죽, 현미죽

　　죽 요리는 소화가 빠른 음식이므로 식후 혈당을 빨리 올린다. 특히 단팥죽처럼 순 곡물 재료로 만든 죽이면서 설탕을 많이 가미한 죽은 당뇨인의 혈당을 많이 올리는 아주 좋지 않은 식사이다.

전복죽

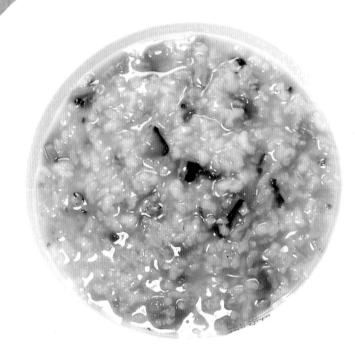

당뇨인에게 적합한 죽 원료 선택하기

그렇다면 당뇨인에게 적합한 죽은 어떤 것이 있을까?

단팥죽처럼 순 곡물죽도 있지만 몇몇 죽은 재료에 곡물(탄수화물) 외에 쇠고기나 전복을 혼합한 경우가 있다. 예를 들어 선복죽은 설탕이 아닌 소금으로 간을 하는 죽이다. 소금 간을 하는 죽은 설탕으로 맛을 낸 죽보다는 당도가 낮지만 역시 당뇨인이 섭취할 때는 섭취량을 조절해야 한다. 보통 1회에 200g 이상 섭취하면 혈당이 높이 올라갈 수 있음을 주의한다.

당뇨인에게 적합한 죽은 원재료가 GI 지수가 낮은 곡물로 만든 죽이다. 예를 들면 GI 지수가 낮은 현미나 장립종 쌀 또는 귀리쌀을 설탕을 가미하지 않고 죽을 지으면 백미 원료 죽에 비해 GI 지수가 낮은 죽이 된다. 또한 버섯 같은 야채를 혼합하면 식이섬유 함량이 많아지므로 GI 지수를 더 낮출 수 있다. 조리 시간을 줄여 조금 거칠고 딱딱한 죽을 만들어도 GI 지수를 조금 낮출 수 있다.

전복죽 350g
(1인분)

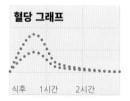

혈당 그래프

식후　1시간　2시간

칼로리 소비에 필요한 운동량

걷기	자전거	필라테스
135분	90분	150분

열량	546kcal±	일 2200kcal± 권장
탄수화물	81g±	일 250~400g 권장
설탕당	–	
단백질	15g±	일 1kg 체중당 1.1g 권장
지방	18g±	일 50g± 권장
포화지방	–	일 15g± 권장
다불포화지방	–	곡물 대신 야채를 많이 추가하면 GI 지수를 낮출 수 있다.
불포화지방	–	
콜레스테롤	–	
식이섬유	–	일 20~25g 권장
나트륨	–	일 2000mg 권장
칼륨	–	일 3500mg 권장

당뇨식에 적합한 이태리 리조또 쌀요리 방법
리조또
GI 50~85

리조또, 식사

　리조트는 냄비에 버터나 올리브유 같은 기름을 치고 쌀을 볶다가 육수를 붓고 익을 때까지 저어주면서 버섯이나 닭고기 또는 해산물 같은 부재료를 적당히 넣어서 맛을 내는 죽과 비슷한 쌀요리이다. 우리나라 죽과 비교하면 물을 적게 넣은 된죽에 해당하고 각종 고기와 버터 같은 향신료로 맛을 진하게 낸 죽이라고 생각하면 된다. 우리나라 죽 요리는 쌀을 푹 익히지만 리조또는 식감이 꺼끌하다. 그 이유는 리조트용 이태리 쌀이 원래 쌀알의 심이 단단하기 때문이다.

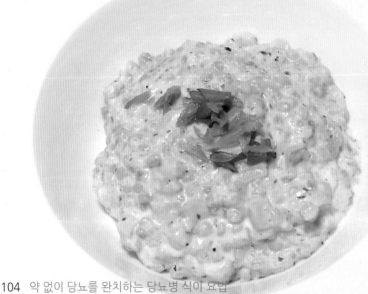

리조또

당뇨식에 좋은 리조또 쌀 찾기

이태리 쌀인 아르보리오 쌀은 단립종과 장립종 사이의 중립종 쌀인데 GI 지수는 우리나라 쌀보다 많이 낮다. 이때문에 이태리 리조또는 GI 지수가 우리나라 죽에 비해 낮은 음식이라고 할 수 있다.

리조또를 GI 지수가 높은 우리나라 쌀로 조리하면 당연히 GI 지수가 쌀밥과 비슷하게 나온다. 따라서 리조또를 GI 지수를 낮게 조리하려면 이태리의 아르보리오 쌀이나 동남아시아의 장립종 쌀로 조리해야 한다. 예컨데 우리나라 흰쌀인 정백미는 GI 지수가 84~92이다. 안남미인 자스민 라이스의 GI 지수는 68~80, 이태리 쌀인 아르보리오 쌀의 GI 지수는 69 전후이므로 우리나라 현미와 GI 지수가 비슷하다. 바스마티 라이스의 GI 지수는 56~69이다. 귀리쌀의 GI 지수는 55 안팎이지만 오트밀로 가공하면 GI 지수가 70까지 나온다. 리조트도 하다못해 현미로 지으면 당뇨인도 먹을 수 있는 수준으로 혈당지수가 안정적이지만 기름기가 많으므로 혈관 건강을 위해 버터 대신 들기름이나 참기름으로 조리해야 한다.

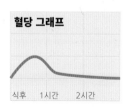

크림새우리조또 400g
(1인분, 이태리 쌀로 조리한 것)

혈당 그래프

식후   1시간   2시간

칼로리 소비에 필요한 운동량

걷기	자전거	필라테스
135분	90분	150분

열량	731kcal±	일 2200kcal± 권장
탄수화물	80g±	일 250~400g 권장
설탕당	6g±	
단백질	15g±	일 1kg 체중당 1.1g 권장
지방	39g±	일 50g± 권장
포화지방	21g±	일 15g± 권장
다불포화지방	–	현미나 이태리 쌀로 리조트를 조리하면 GI 지수를 낮출 수 있다.
불포화지방	–	
콜레스테롤	95mg	
식이섬유	–	일 20~25g 권장
나트륨	1200mg	일 2000mg 권장
칼륨	–	일 3500mg 권장

당뇨에좋은밥
보리밥 　 GI 66

벼과 *Hordeum vulgare* 　보리밥, 꽁보리밥, 떡, 빵, 차, 맥주, 고추장, 엿기름(맥아)

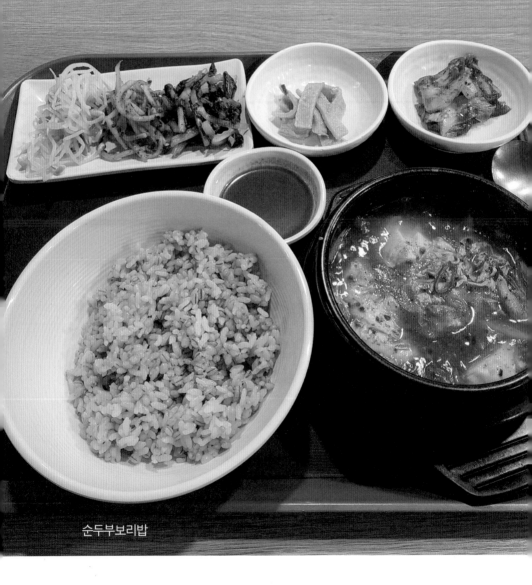

순두부보리밥

보리밥 혼식하기

　보리밥의 GI 지수는 보리 함량에 따라 다르겠지만 쌀밥에 비해 월씬 낮은 GI 66 내외이다. 당뇨인은 보통 GI 70 아래의 식품만 먹는 것이 좋은네 이런 면에서 보리밥은 GI 지수 90대인 쌀밥에 비해 합격점이다. 순수 보리의 GI 지수는 25이므로 보리를 이용한 식품들인 보리차 등도 GI 지수가 낮을 것으로 보인다.

　보리밥도 GI 지수를 더 낮추는 방법이 있다. 쌀과 보리를 혼합한 보리밥보다 보리 100%로 지은 꽁보리밥, 그리고 쌀 대신 현미나 귀리와 보리를 혼합한 보리밥은 GI 지수를 낮출 수 있고 잡곡과 보리를 혼합한 잡곡밥은 GI 지수를 더 낮출 수 있다.

　보리밥은 특성상 밥알이 굵고 식감은 거칠다. 이를 방비하려면 밥을 하기 전 보리를 1시간 이상 물에 불렸다가 밥을 하는 방법이 있다. 요즘은 물에 불릴 필요없이 바로 밥을 할 수 있는 자른 보리(할맥)도 판매하므로 그런 것을 준비해도 좋다.

보리밥 210g
(혼합비율에 따라 영양소 다름)

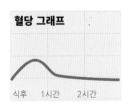

혈당 그래프

식후　1시간　2시간

칼로리 소비에 필요한 운동량

걷기	자전거	필라테스
80분	50분	90분

열량	310kcal±	일 2200kcal± 권장
탄수화물	68g	일 250~400g 권장
설탕당	0.1g±	
단백질	6.5g±	일 1kg 체중당 1.1g 권장
지방	0.7g±	일 50g± 권장
포화지방	0.17g±	일 15g± 권장
다불포화지방	0.25g±	혼합한 곡식의 종류에 따라 영양소가 조금 달라진다.
불포화지방	0.17±	
콜레스테롤	0mg±	
식이섬유	3.8g±	일 20~25g 권장
나트륨	20mg±	일 2000mg 권장
칼륨	120mg±	일 3500mg 권장

보리의 특징과 영양 성분 백서

01. 보리는 1년생 초본식물로 줄기는 직립하고 높이 50~100cm로 자란다.

02. 보리는 맥아(엿기름)의 주재료이다. 맥아란 곡식을 발아시켜 싹을 틔운 것인데 대표적으로 유명한 것이 발아시킨 보리이기 때문에 맥아라고 한다. 맥아가 만들어지면 많은 양의 당화효소(아밀라아제)가 생성되는데 이는 탄수화물(녹말)을 당분으로 바꾸는 기능을 하는 효소이다. 보리의 맥아는 맥주와 위스키 제조에서 꼭 필요한 성분이다. 동식물은 각기 당화효소를 가지고 있어 녹말을 섭취해 몸에 필요한 에너지원인 당분으로 바꿀 수 있다. 사람의 경우 입에서 흐르는 침이 탄수화물(녹말)을 당분으로 바꾸는 당화효소이기 때문에 흔히 아밀라아제라고 한다.

03. 엿기름은 보리나 밀에 싹을 틔운 후 말린 것이므로 역시 당화효소이다. 고추장이나 곡류주를 만들 때 사용한다.

04. 보리와 맥아는 예로부터 이수, 부종, 소갈(당뇨로 인한 갈증과 배고픈 증세), 소화촉진, 설사, 강장에 약용하였다.

보리밥 한 상의 칼로리 비교

메뉴 이름	보리밥 칼로리	반찬4종 칼로리	국 칼로리	합계 칼로리
보리밥 된장국	310kcal	70~200 kcal	110kcal	490~620kcal
순두부 보리밥			210kcal	590~720kcal
보리밥 된장국 (제육볶음)		(350kcal)	110kcal	840~970kcal

당뇨 환자가 비빔밥 먹는 법
비빔밥 (교반)

비빔밥, 야채비빔밥, 새싹비빔밥, 돌솥비빔밥, 순두부비빔밥, 보리비빔밥 등

비빔밥은 밥에 채소와 계란, 고기를 넣고 고추장이나 간장 양념으로 비벼서 먹는 음식이다. 남은 음식은 해를 넘기면 안 된다고 하여 섣달그믐날(음력 12월 마지막 날) 저녁에 모두 모아 비벼 먹었다고 해서 골동반(骨董飯), 제사를 지낸 후 남은 나물로 비벼 먹었다고 해서 '제삿밥', 갖은 나물을 섞어서 먹는다고 해서 '교반'이라고도 불린다.

비빔밥

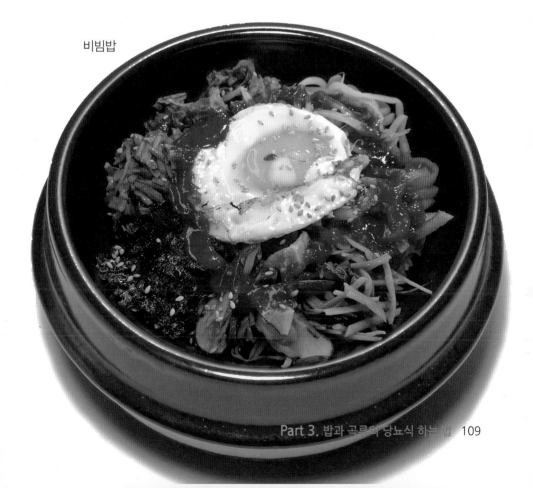

비빔밥과 당뇨

비빔밥은 당뇨에 좋은 식사이지만 몇 가지 점은 알고 넘어가는 것이 좋다.

비빔밥은 야채가 많으므로 기본적으로 소화에 시간이 걸리므로 혈당을 조금 느리게 올릴 수 있다. 하지만 비빔밥은 당질 함량이 많은 쌀과 고추장으로 비벼 먹기 때문에 아무래도 섭취하는 당분이 많다.

심하지 않은 당뇨인이라면 비빔밥에서 밥을 두세 수저 덜 먹는 것이 좋다. 물론 고추장도 조금 덜어내어 고추장에 함유된 당분과 염분을 조금 덜 먹는 방향으로 해야 한다.

만약 당뇨가 심한 사람이라면 쌀밥을 한 공기만 먹어도 온몸이 쑤시거나 아프거나 손발저림이 심할 수도 있는데, 이런 사람이라면 쌀비빔밥 대신 보리 혹은 현미비빔밥이 좋다. 당뇨가 심한 사람은 쌀비빔밥의 밥을 절반 정도는 덜어내고 섭취한다. 아울러 고추장 대신 간장으로 비벼 먹는 것이 당분과 소금을 덜 섭취하는 방법이다.

비빔밥 400g
(고기 비빔밥, 1인분)

혈당 그래프

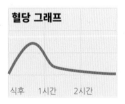

식후　1시간　2시간

칼로리 소비에 필요한 운동량

걷기	자전거	필라테스
150분	100분	165분

열량	600kcal±	일 2200kcal± 권장
탄수화물	90g	일 250~400g 권장
설탕당	7~20g±	
단백질	22g±	일 1kg 체중당 1.1g 권장
지방	14g±	일 50g± 권장
포화지방	4g±	일 15g± 권장
다불포화지방	3g±	비빔밥 재료에 따라 영양소가 달라진다.
불포화지방	5.5±	
콜레스테롤	240mg±	
식이섬유	4.7g±	일 20~25g 권장
나트륨	900mg±	일 2000mg 권장
칼륨	600mg±	일 3500mg 권장

비빔밥의 특징과 영양 성분 백서

01. 비빔밥은 나물과 계란을 조리할 때 식용유가 사용된다. 아울러 고기 비빔밥은 고기 다짐육이 30~50g 가량 들어가므로 콜레스테롤이 상승된다.

02. 당뇨 및 고혈압 증상이 있는 환자라면 나물 비빔밥 대신 야채 비빔밥을, 고기 고명 대신 북어를 조리한 것을 고기 고명 대신 넣을 수 있는데 이 경우 부족한 단백질을 보충할 수 있다.

03. 비빔밥의 밥을 줄이는 대신 양적으로 포만감을 높이려면 양파와 무나물(무나 양파를 익혀서 연하게 간을 한 것)을 많이 넣어 밥을 줄인 만큼 무와 양파로 배를 채운다.

04. 밥맛은 떨어지지만 당뇨인에게 적당한 비빔밥은 현미, 잡곡, 콩밥 비빔밥이 있다.

콩나물비빔밥 400g
(계란 중간 크기 포함)

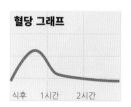

혈당 그래프

식후   1시간   2시간

칼로리 소비에 필요한 운동량

걷기	자전거	필라테스
125분	85분	135분

영양소	함량	권장량
열량	520kcal±	일 2200kcal± 권장
탄수화물	80g	일 250~400g 권장
설탕당	4.5~20g±	
단백질	14g±	일 1kg 체중당 1.1g 권장
지방	11g±	일 50g± 권장
포화지방	2.5g±	일 15g± 권장
다불포화지방	3.5g±	일반 콩나물 비빔밥 대신 북어 콩나물 비빔밥이 좋다.
불포화지방	4±	
콜레스테롤	200mg±	
식이섬유	2g±	일 20~25g 권장
나트륨	700mg±	일 2000mg 권장
칼륨	350mg±	일 3500mg 권장

무밥과 시래기밥

무밥

무를 채로 썰은 뒤 밥을 할 때 같이 넣어서 지은 밥이 무밥이다. 밥을 공기에 담을 때 무가 20~30% 차지하므로 그만큼 탄수화물 섭취를 줄일 수 있다. 보통 백미로 무밥을 만들지만 현미나 잡곡으로 무밥을 만들어 본다. 무밥은 일반적으로 간장과 참기름으로 비벼 먹는다.

시래기비빔밥

비빔밥에 넣는 나물 대신 시래기와 채로 썬 무를 나물로 버무린 후 넣어서 비벼 먹는 밥이다. 의외로 맛있는 비빔밥이다. 당뇨인이라면 백미보다는 현미나 잡곡밥과 비벼 먹는 것이 좋다. 무밥과 달리 고추장으로 비벼 먹지만 간장으로 비벼도 괜찮다.

시래기밥

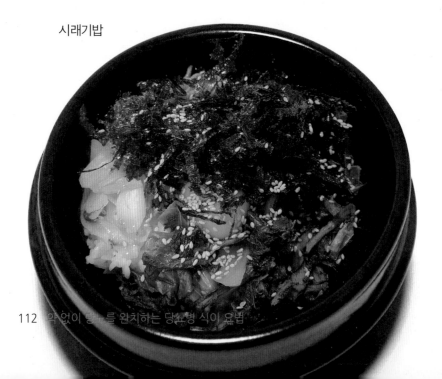

곤드레나물밥

뇌 건강에 좋은 당뇨식 곤드레나물밥 만들기

국화과   *Vicia amoena*   꽃 : 6~8월   길이 : 1.8m

    국화과의 여러해살이풀인 고려엉겅퀴의 어린잎을 삶은 뒤 건조시킨 것을 곤드레나물이라고 한다. 강원도 정선에서 인기 있는 산채 반찬이다. 이 반찬을 밥을 할 때 같이 넣어서 조리한 것이 곤드레나물밥이다. 상에 내오기 전에는 들기름으로 살짝 볶아서 들기름 볶음밥처럼 만든다. 그리고 간장에 비벼 먹는데 아주 고소하고 맛있다.

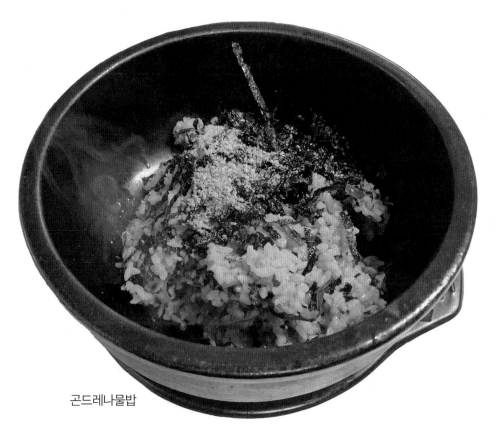

곤드레나물밥

당뇨식 곤드레나물밥 만들기

곤드레나물밥은 기본적으로 곤드레나물이 들어가 있으므로 식이섬유가 풍부하다. 게다가 곤드레나물은 항당뇨 성분이 풍부해 당뇨에 좋다고 이미 연구된 바 있다. 보통은 흰 쌀과 함께 넣어 곤드레나물밥을 조리하지만 쌀밥 대신 현미나 잡곡으로 곤드레나물밥을 지으면 당뇨식으로 더 좋은 식사가 된다. 게다가 오메가 3 함량이 높은 들기름으로 살짝 볶아냈으므로 당뇨는 물론 치매 예방의 뇌 건강에도 유익하다. 또한 곤드레나물밥은 비벼 먹을 때 고추장 대신 간장을 사용하는 일종의 간장 비빔밥이므로 염분도 고추장 비빔밥에 비해 적다. 만일 지방을 섭취하는 것이 싫다면 볶지 않은 곤드레나물밥에 간장을 살짝 넣어서 비벼 먹는 것도 담백하고 좋다.

다음은 백미로 만든 곤드레나물밥의 영양 성분이다. 당뇨식은 단백질을 섭취해 탄수화물 섭취를 줄여야 하므로 멸치볶음이나 고등어조림을 곁들이면 오메가 3을 더 섭취할 수 있어 일거양득이다.

곤드레나물밥 220g
(1인분, 들기름으로 볶은 것)

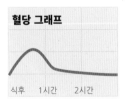

혈당 그래프

식후 1시간 2시간

칼로리 소비에 필요한 운동량

걷기	자전거	필라테스
90분	60분	100분

열량	360kcal±	일 2200kcal± 권장
탄수화물	70g	일 250~400g 권장
설탕당	3g±	
단백질	6.7g±	일 1kg 체중당 1.1g 권장
지방	10g±	일 50g± 권장
포화지방	1.3g±	일 15g± 권장
다불포화지방	4.5g±	들기름으로 볶아서 오메가 3 영양소가 추가된다.
불포화지방	3±	
콜레스테롤	0±	
식이섬유	4.7g±	일 20~25g 권장
나트륨	700mg±	일 2000mg 권장
칼륨	200mg±	일 3500mg 권장

곤드레나물의 특징과 영양 성분 백서

01. 곤드레나물은 강원도에서 흔히 자라는 고려엉겅퀴로 만든 나물이다. 고려엉겅퀴는 엉겅퀴와 비슷한데 엉겅퀴처럼 잎에 날카로운 가시가 없다.

02. 엉겅퀴류 식물에는 펙톨리나린 성분이 2% 정도 함유되어 있는데 이 성분은 당뇨, 항암, 간에 유익한 성분이다.

03. 또한 엉겅퀴류 식물에는 항산화, 항염 성분이 있어 관절염과 노화예방에도 좋다.

04. 서양에서도 엉겅퀴류를 건강보조제로 사용하는데 그중 가장 유명한 것이 밀크시슬이다. 밀크시슬에는 '실리마린'이라는 성분이 함유되어 간염 같은 간의 질환에 효능이 있다. 밀크시슬은 잎에 흰 무늬가 있어 '흰무늬엉겅퀴' 또는 '마리아엉겅퀴'라고도 한다.

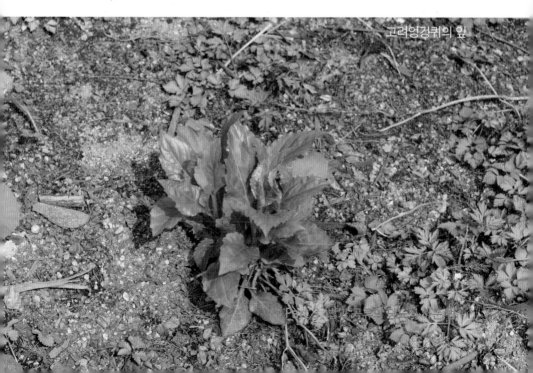

고려엉겅퀴의 잎

된장찌개 GI 33

된장국, 된장찌개백반

된장찌개 같은 발효 음식은 당뇨, 혈관 개선에 좋은 음식이지만 염분이 많기 때문에 염분 섭취만 주의하면 당뇨식으로 아주 좋다. 불론 밥은 쌀밥 대신 현미밥이나 잡곡밥을 준비하는 것이 좋으며 식당 밥은 70% 정도만 먹고, 된장찌개가 짤 경우 두부와 야채 등의 건더기 위주로 섭취한다.

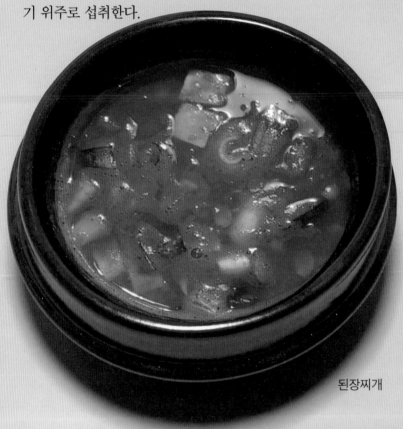

된장찌개

당뇨식과 치매 예방에 좋은 된장찌개 만드는 법

초기 당뇨 진단을 받은 사람은 보통 정상 상태이지만 몸 속은 곪기 시작하는 조짐이 있는 사람들이다. 그러므로 추후 발생하게 될 당뇨합병증과 고혈압 등을 예방하는 식이 요법이 필요하다. 이중 우리가 흔히 먹는 발효 식품인 김치와 된장국은 당뇨를 완화하고 치매를 예방하지만 근본적으로 염분이 많은 식품이라 혈액순환과 고혈압을 악화시킬 수 있다.

그러므로 당뇨식으로 된장찌개를 끓일 때는 염분을 줄이기 위해 된장을 묽게 넣는 것이 좋다. 또는 짜지 않은 된장을 사용한다. 된장 같은 발효 식품은 비타민 B12가 함유되어 있는데 이는 치매예방과 기억력에 좋다. 된장을 끓일 때는 멸치와 조개류를 많이 넣어 국물을 진하게 한다.

멸치에 함유된 오메가 3은 기억력 증진과 뇌 건강에 좋고 조개류는 HDL 콜레스테롤 함량이 높아 혈액순환을 개선시킨다. 된장국만 잘 요리해도 심혈관 질환과 치매 발생률을 낮출 수 있는 것이다.

된장찌개 200g
(소자 1인분, 밥 별도)

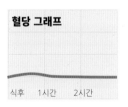

혈당 그래프

식후   1시간   2시간

칼로리 소비에 필요한 운동량

걷기	자전거	필라테스
45분	30분	50분

열량	170kcal±	일 2200kcal± 권장
탄수화물	16g	일 250~400g 권장
설탕당	3.5g±	
단백질	15g±	일 1kg 체중당 1.1g 권장
지방	5.5g±	일 50g± 권장
포화지방	1g±	일 15g± 권장
다불포화지방	2.5g±	들기름이나 참기름을 몇 방울 넣으면 맛도 좋아지고 혈행개선에 도움이 된다.
불포화지방	1.5±	
콜레스테롤	20±	
식이섬유	3g±	일 20~25g 권장
나트륨	700mg±	일 2000mg 권장
칼륨	600mg±	일 3500mg 권장

된장국의 특징과 영양 성분 백서

01. 가정에서 식단을 준비하고 있다면 무엇보다 쌀밥 대신 쌀과 현미 5:5 비율의 현미밥이나 100% 현미밥을 먹는 것이 중요하다. 현미의 비싼 가격이 부담된다면 수입산 잡곡으로 된 15곡 같은 잡곡에 쌀을 10~30% 혼합해도 당뇨밥으로 딱 좋다.

02. 된장국의 육수인 멸치 국물을 풍부하게 우려내면 된장국에 뇌 건강에 유익한 오메가 3 함량이 높아진다.

03. 된장국의 섬유질을 높이기 위해 아욱이나 버섯을 넣는다.

04. 최대한 짜지 않은 된장으로 국이나 찌개를 끓이되, 1일 권장량에 해당하는 나트륨은 섭취해야 한다.

05. 된장은 멸치육수와 콩으로 만든 국이기 때문에 기억력, 학습력, 집중력 등의 뇌 건강에 좋은 리놀레산(오메가 3)이 풍부하고 발효 식품에 많이 들어 있는 비타민 B12가 풍부하다. 콩 식품에 많이 함유된 레시틴은 혈전예방, 고혈압, 항암에 효능이 있고 혈액순환, 복부지방을 개선한다.

된장찌개백반 한 상 칼로리표(기본 반찬 4종이 채소 반찬이면 낮은 칼로리 적용)

메뉴 이름	된장국 칼로리	반찬4종 칼로리	추가 반찬	합계 칼로리
된장찌개 백반	310kcal + 170kcal	70~200 kcal		550~680kcal
된장찌개 백반 + 고등어구이			고등어 100g 200kcal	750~880kcal
된장찌개 백반 + 제육볶음			제육 200g 380kcal	930~1160kcal

당뇨와 건강에 된장국보다 더 좋은
청국장(담북장) GI 33

청국장(담북장)찌개, 청국장 가루

    가을에 메주콩을 불려 삶아 메주를 만든 뒤 겨울 내내 건조시킨 후 이듬해 봄에 간장을 만들어 몇 개월 뒤 남은 찌꺼기를 건져낸 것이 된장이므로 된장을 만들려면 보통 6개월의 시간이 필요하다. 이와 달리 청국장은 삶은 콩을 2~3일 동안 방 안에서 강제 발효시킨 후 만든 속성 된장이다.

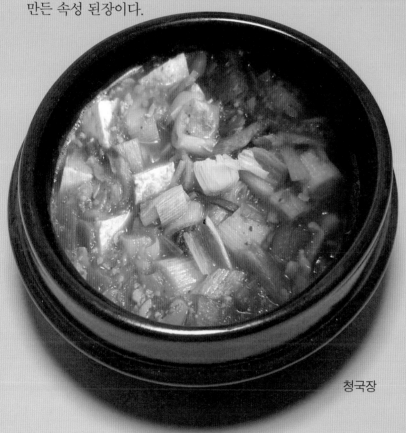

청국장

당뇨인과 청국장

청국장이나 된장은 GI 지수가 33이므로 혈당 문제에 대해서는 고민할 필요가 없는 음식이다. 그런데 청국장과 된장은 같은 메주콩으로 만든 식품임에도 불구하고 여러 가지 차이가 있다.

먼저 청국장은 된장과 달리 소금물로 푹 삭히지 않기 때문에 염분 성분이 적다.   청국장은 볏짚을 깔아둔 곳에서 발효시키기 때문에 볏짚의 바실러스균 등 여러 균에 의해 청국장의 맛과 고린내 같은 향이 결정된다.

청국장은 향이 특이하기 때문에 향에 적응이 안 되면 먹을 수 없다. 보통은 청국장과 된장을 7:3으로 혼합하는데 그럴 경우 청국장을 싫어하는 사람들도 먹을 수 있을 정도로 맛이 좋아진다.

청국장과 된장의 다른 점은 속성식 된장이기 때문에 콩알맹이가 생생하게 씹힌다. 육안으로는 거북스러워 보이지만 영양가 면에서는 무염이나 저염으로 만들기 때문에 고혈압 환자도 먹을 수 있는 된장이다.

청국장찌개 200g
(소자 1인분, 밥 별도)

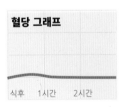

혈당 그래프

식후　1시간　2시간

칼로리 소비에 필요한 운동량

걷기	자전거	필라테스
45분	30분	50분

열량	160kcal±	일 2200kcal± 권장
탄수화물	15.5g	일 250~400g 권장
설탕당	4.5g±	
단백질	15g±	일 1kg 체중당 1.1g 권장
지방	5.8g±	일 50g± 권장
포화지방	1g±	일 15g± 권장
다불포화지방	2.3g±	무염 청국장의 경우 요리시 나트륨을 추가해 요리한다.
불포화지방	1.8±	
콜레스테롤	18mg±	
식이섬유	3.2g±	일 20~25g 권장
나트륨	700mg±	일 2000mg 권장
칼륨	500mg±	일 3500mg 권장

청국장의 특징과 영양 성분 백서

01. 청국장이나 된장, 고춧가루 김치에서 볼 수 있는 바실러스균은 일반 유산균과는 달리 장까지 살아서 이동하는 특성이 있어 변비에 좋다.

02. 바실러스균에 의해 만들어지는 나토키나아제 효소는 혈전을 용해하는 효능이 있어 혈관을 개선하고 혈액순환에 유익하다.

03. 청국장의 이소플라본 성분은 콩에서 볼 수 있는 성분인데 항암은 물론 인슐린 저항성을 감속시키기 때문에 인슐린 분비에 문제가 있는 당뇨 환자에게 유익한 음식이다. 최근에는 이소플라본 성분이 제2형 당뇨의 발생 위험을 10% 감소시키는 것이 밝혀졌으므로 인슐린 분비 기능이 떨어진 제2형 당뇨인에게 콩을 재료로 한 음식은 대부분 유익한 음식이라 하겠다.

04. 강된장은 순수하게 된장 맛을 즐기기 위해 물을 적게 넣고 되직하게 끓인 된장이다. 국이나 쌈장으로 흔히 먹는다. 짭짤한 맛으로 먹는 음식이므로 당뇨인에게는 적합한 음식이 아니다.

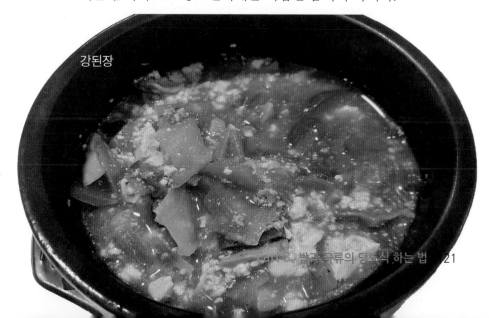

강된장

당뇨인에게 참 좋은 콩요리
순두부찌개

순두부찌개

    콩은 인슐린 저항성을 개선해 혈당을 낮게 해주기 때문에 콩 음식은 대부분 당뇨인에겐 좋은 음식이다. 순두부찌개 역시 당뇨인에게 좋은 음식이지만 현미밥, 잡곡밥, 또는 보리밥이나 비빔밥과 곁들이는 것이 좋다. 식당에서 백미와 같이 섭취할 때는 밥을 80% 이하로 섭취하고 채소류 반찬은 많이, 밀가루나 설탕이 함유된 어묵 · 부침 · 튀김류 · 조림류 반찬은 섭취를 피한다.

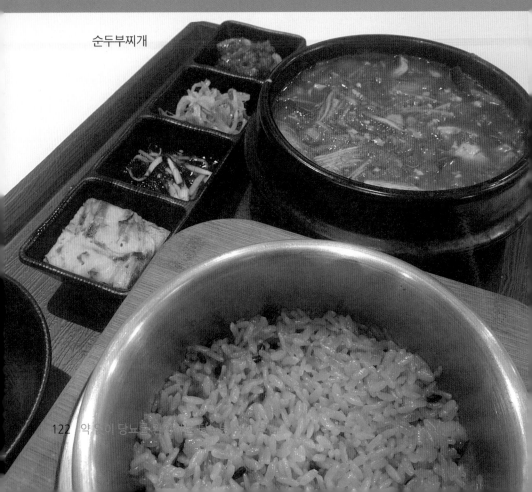

순두부찌개

순두부찌개를 당뇨식으로 만드는 방법

가정에서 순두부찌개를 당뇨식으로 만드는 방법이 있다. 먼저 고춧가루나 고추장은 탄수화물이 함유된 음식이고 특히 고추장은 설탕이 가미되어 있기 때문에 당뇨인은 적게 섭취해야 하는 양념들이다.

그러므로 순두부찌개는 고추장이나 고춧가루를 사용하지 않고 간장과 참기름 또는 들기름으로 맛을 낸 하얀색 순두부찌개가 좋다. 물론 밥은 쌀밥이 아닌 혼식밥을 준비하거나 현미밥, 잡곡밥, 콩밥을 준비하되 당뇨인에겐 콩밥이 좋다.

아울러 순두부찌개는 섬유질이 부족하므로 식이섬유를 보충하기 위해 양파를 갈아넣고 버섯을 많이 추가한다. 맵게 먹고 싶다면 고추장 대신 고춧가루를 넣고 끓인다.

순두부찌개 300g
(1인분, 밥 별도)

혈당 그래프

식후　1시간　2시간

칼로리 소비에 필요한 운동량

걷기	자전거	필라테스
65분	45분	75분

열량	260kcal±	일 2200kcal± 권장
탄수화물	5.5g	일 250~400g 권장
설탕당	1.7g±	
단백질	18g±	일 1kg 체중당 1.1g 권장
지방	18g±	일 50g± 권장
포화지방	4.2g±	일 15g± 권장
다불포화지방	3.7g±	참기름이나 들기름으로 맛을 내고 버섯을 많이 추가해 준다.
불포화지방	8g±	
콜레스테롤	120mg±	
식이섬유	1g±	일 20~25g 권장
나트륨	500mg±	일 2000mg 권장
칼륨	400mg±	일 3500mg 권장

당뇨인을 위한 두부찌개, 콩주스 먹는방법
두부찌개 & 콩물 GI 42

두부찌개, 두부조림, 모두부

　두부는 콩에 함유된 레시틴과 리놀레산이 풍부하기 때문에 당뇨는 물론 혈행 개선에 좋은 음식이다. 순두부처럼 고추장이나 고춧가루를 사용하지 않아도 담백한 맛으로 먹을 수 있을 뿐 아니라 탄수화물 대신 배를 채울 수 있는 음식이기도 하다. 당뇨에 좋은 두부도 지방 성분이 많기 때문에 과식하면 오히려 살이 찔 수도 있다. 적당히 먹고 청국장이나 된장 같은 발효 음식으로 콩의 영양소를 섭취하도록 한다.

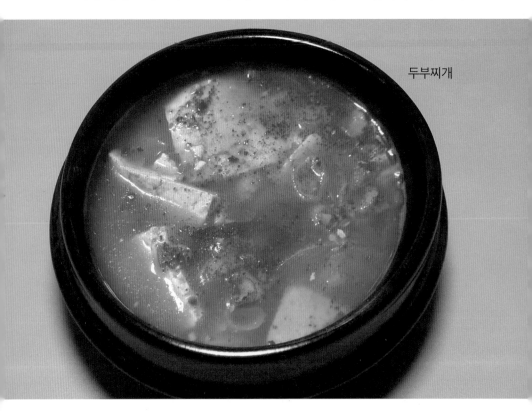

두부찌개

혈당 관리를 위해 두부나 콩물을 잘 먹는 방법

두부의 GI 지수는 42이므로 혈당 상승을 고민하지 않고 섭취할 수 있는 음식이다.

두부는 찌개뿐 아니라 조림이나 생두부로도 먹을 수 있다. 소림으로 먹을 때는 염분을 강하게 하지 않고 연하게 하여 섭취하도록 한다.

두부를 기름에 지져서 먹으면 맛있지만 콩기름에 다량 함유된 오메가6은 지질 때 나쁜 성분으로 변하므로 두부를 지지거나 튀길 때는 오메가6 함량이 적은 참기름, 들기름, 카놀라유를 사용하는 것이 좋다.

콩의 영양소는 두부나 된장이 아닌 콩물로 바로 섭취하는 방법도 있다. 콩을 삶은 후 찬물에 씻고 주스로 갈아서 섭취하는데 두유와 같은 포만감을 주기 때문에 아침 식사로도 안성맞춤이다. 가정에서 만든 콩물은 시판 두유와 달리 당분은 물론 방부제가 없으므로 당뇨인도 안심하고 마실 수 있다.

민간에서는 아침밥 대신 콩물을 마시는 방법, 청국장 가루를 퍼먹는 방법으로 혈당 관리에 성공한 사례가 많다.

두부찌개 300g
(1인분, 중뚝빼기, 밥 별도)

혈당 그래프

식후   1시간   2시간

칼로리 소비에 필요한 운동량

걷기	자전거	필라테스
75분	50분	85분

열량	300kcal±	일 2200kcal± 권장
탄수화물	7g	일 250~400g 권장
설탕당	2g±	
단백질	21g±	일 1kg 체중당 1.1g 권장
지방	20g±	일 50g± 권장
포화지방	5g±	일 15g± 권장
다불포화지방	4g±	참기름이나 들기름으로
불포화지방	9g±	맛을 내고 버섯을 많이
콜레스테롤	130mg±	추가해 준다.
식이섬유	1.5g±	일 20~25g 권장
나트륨	580mg±	일 2000mg 권장
칼륨	450mg±	일 3500mg 권장

당뇨식 부대찌개 만들기
부대찌개

부대찌개, 백반, 술안주

6.25 전쟁 후 가난했던 시절에 미군부대가 있는 마을에서 미군이 버린 소시지 같은 잔반을 김치와 섞어 찌개로 끓여 먹은 것이 부대찌개의 시초라고 한다. 지금의 부대찌개는 신선한 소시지와 햄, 채소, 고춧가루와 마늘 양념으로 만들기 때문에 지방 맛과 마늘 맛이 절묘하게 혼성을 이루어 식사는 물론 술안주로도 인기 만점이다.

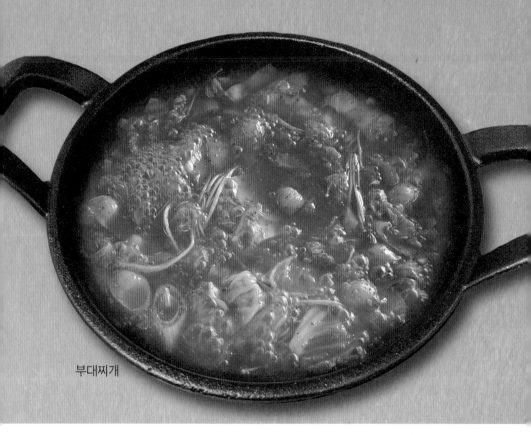

부대찌개

부대찌개 역시 현미나 잡곡밥과 함께

부대찌개는 생각보다 햄을 적게 넣기 때문에 당뇨인도 부대찌개를 먹을 수는 있다. 단, 먹는 양은 조금 줄여야 하고 밥은 백미보다 현미, 잡곡, 콩밥으로 먹어야 한다. 가정에서 부대찌개를 조리할 때는 지방 덩어리인 스팸 따위의 햄은 넣지 않고 비계 함량이 적은 양질의 소시지만 소량 넣는다.

아울러 불필요한 식용유의 사용을 자제하고 기름이 필요한 경우에는 들기름이나 참기름을 몇 방울 넣되 강한 향이 싫을 경우 카놀라유를 넣는다. 소금간은 가급적 짜지 않도록 해야 하므로 중간 이하 염분으로 간을 조절한다. 건더기는 식이섬유가 많은 싸리버섯을 많이 넣어준다.

부대찌개 역시 육류 지방이 함유되어 있기 때문에 과식을 하면 몸에 좋지 않지만 200g 이하를 섭취할 경우에는 라면을 먹는 것보다 지방 섭취량이 적다.

부대찌개 200g
(1인분, 소뚝배기, 밥 별도)

혈당 그래프

식후　1시간　2시간

칼로리 소비에 필요한 운동량

걷기	자전거	필라테스
35분	25분	45분

열량	130kcal±	일 2200kcal± 권장
탄수화물	6g	일 250~400g 권장
설탕당	3g±	
단백질	7g±	일 1kg 체중당 1.1g 권장
지방	11g±	일 50g± 권장
포화지방	3.5g±	일 15g± 권장
다불포화지방	–	들기름을 몇 방울 넣어 오메가 3을 섭취한다.
불포화지방	–	
콜레스테롤	40mg±	
식이섬유	1g±	일 20~25g 권장
나트륨	1000mg±	일 2000mg 권장
칼륨	–	일 3500mg 권장

오메가3함유음식
해물찌개

해물찌개, 해물탕, 백반, 술안주

동태나 대구, 오징어, 새우, 조개 등의 갖은 해산물에 무, 대파, 콩나물 등의 야채로 넣어 끓인 것이 해물찌개이다. 해물은 대부분 오메가 3을 소량이라도 함유하고 있으므로 뇌 건강에 좋고 탄수화물 함량은 거의 없으므로 당뇨식으로도 좋다.

해물찌개

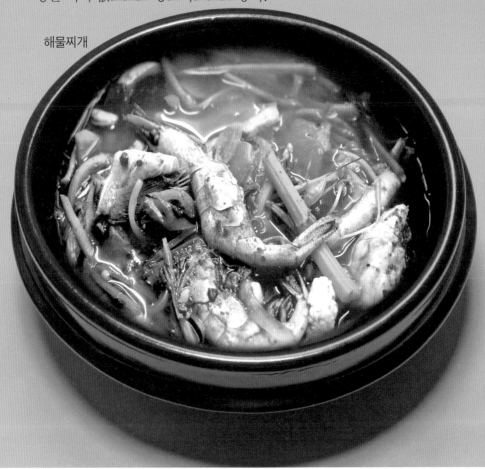

당뇨식 해물찌개 만들기

칼칼한 맛의 해물찌개를 당뇨식으로 만들려면 앞에서 설명한 등 푸른 생선 위주로 재료를 구성한다. 기본적으로 시원한 맛을 제공하고 오메가 3을 함유하고 있는 생선이어야 하므로 농태살, 대구살, 연어살을 준비하고 새우, 꽃게, 오징어는 조금, 조개류는 많이 준비한다. 조개류는 고밀도 저단백 콜레스테롤(HDL)이 상대적으로 많이 함유되어 있어 혈액순환을 개선시킨다. 해물찌개 밀키트는 대개 저런 구성이므로 밀키트를 구입해 끓여먹는 것도 좋다. 다만 당뇨는 고혈압이나 혈관 질환 합병증을 쉽게 발생시키는 병이기 때문에 양념은 짜지 않게 보통이나 연하게 하고 싸리버섯 같은 식이섬유가 풍부한 버섯과 쑥갓 같은 야채를 넣어준다.

해물찌개는 조개를 포함한 해산물이 주재료이므로 타우린, 오메가 3, HDL 콜레스테롤이 있어 짠맛만 줄이면 고혈압, 심혈관 질환, 간해독, 뇌 건강에 유익하다. 당뇨인에게는 된장찌개, 두부찌개 다음으로 적합한 국물 요리이다.

해물찌개 200g
(1인분, 소뚝배기, 밥 별도)

혈당 그래프

식후　1시간　2시간

칼로리 소비에 필요한 운동량

걷기	자전거	필라테스
30분	20분	40분

열량	120kcal±	일 2200kcal± 권장
탄수화물	7g	일 250~400g 권장
설탕당	1g±	
단백질	18g±	일 1kg 체중당 1.1g 권장
지방	2g±	일 50g± 권장
포화지방	0.5g±	일 15g± 권장
다불포화지방	0.9g±	들기름을 몇 방울 넣어 오메가 3을 섭취한다.
불포화지방	0.4g±	
콜레스테롤	130mg±	
식이섬유	2g±	일 20~25g 권장
나트륨	700mg±	일 2000mg 권장
칼륨	400mg±	일 3500mg 권장

당뇨인에 좋은 김치찌개 만드는 비법
김치찌개, 김치볶음

김치찌개, 들기름김치볶음, 참기름김치볶음, 백반, 술안주

　　김치찌개는 보통 돼지고기를 듬성듬성 썰어 넣어서 만드는데 이와 같은 돼지김치찌개는 돼지고기의 나쁜 콜레스테롤이 혈관에 나쁜 작용을 하므로 당뇨인에게는 좋지 않은 음식이다.

　　그렇다면 김치찌개를 당뇨인이 즐기는 방법은 어떤 것이 있을까? 고기를 넣지 않고 들기름이나 참기름을 넣고 끓이는 방식이다. 김치볶음도 콩기름 대신 들기름이나 참기름으로 볶으면 심혈관 질환과 뇌 건강에 나쁘지 않은 맛있는 김치찌개가 된다.

김치찌개

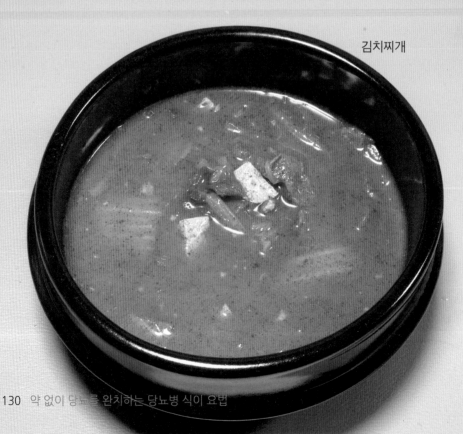

당뇨식 김치찌개, 김치볶음 만들기

당뇨식 김치찌개는 당뇨합병증인 혈관 질환이나 고혈압을 예방하는 차원에서 만들게 된다. 따라서 나쁜 콜레스테롤이 많은 돼지고기 비계는 당뇨식에 적합하지 않으므로 돼지김치찌개 대신 고기가 없는 김치찌개를 만들어야 한다.

고기가 없는 김치찌개의 맛은 멸치 육수, 참기름, 들기름으로 맛을 낼 수 있다. 참기름은 찌개류에 넣고, 김치볶음은 들기름이 좋다. 참기름에 높은 함량으로 함유된 오메가 6은 불에 볶으면 나쁜 성분으로 변하기 때문이다. 들기름은 오메가 3 함량이 높고 오메가 6 함량은 낮기 때문에 볶음 요리에 적합하다. 이때 단백질이 없으면 금방 허기지므로 김치찌깨에 황태나 북어를 단백질 식재료로 넣는다.

멸치 육수와 참기름으로 맛을 낸 김치찌개는 오메가 3, 오메가 6, 비타민 B12가 함유되어 있어 혈액순환과 치매에 좋다. 멸치 육수와 들기름으로 맛을 낸 김치찌개나 김치볶음 역시 비슷한 효능을 제공한다.

김치찌개 200g
(1인분, 소뚝배기, 밥 별도)

혈당 그래프

식후	1시간	2시간

칼로리 소비에 필요한 운동량

걷기	자전거	필라테스
35분	25분	45분

열량	130kcal±	일 2200kcal± 권장
탄수화물	6.5g	일 250~400g 권장
설탕당	1.8g±	
단백질	8g±	일 1kg 체중당 1.1g 권장
지방	8g±	일 50g± 권장
포화지방	2g±	일 15g± 권장
다불포화지방	2g±	들기름을 몇 방울 넣어 오메가 3을 섭취한다.
불포화지방	3.1g±	
콜레스테롤	20mg±	
식이섬유	1.8g±	일 20~25g 권장
나트륨	900mg±	일 2000mg 권장
칼륨	330mg±	일 3500mg 권장

참치찌개

참치찌개, 참치김치볶음, 참치숙주나물볶음, 참치야채볶음, 백반, 술안주

참치와 참치통조림은 기본적으로 오메가 3 성분인 DHA와 EPA 성분을 함유하고 있으므로 참치찌개는 치매 예방과 심혈관 질환 예방에 효능이 있는 식품이다. 참치 통조림의 경우 보존제로 기름을 사용하기 때문에 가정에서 참치찌개를 조리할 때는 기름을 조금은 제거한 뒤 사용하는 것이 좋다.

참치김치찌개

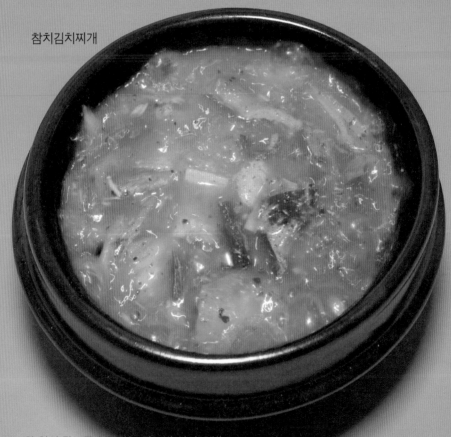

좋은 참치 통조림 고르는 방법

과거에는 참치 통조림을 만들 때 보존성을 높이기 위해 면실류를 사용했다. 목화씨를 압착한 것이 면실류이다. 면실류의 성분은 54%의 오메가 6, 26%의 포화지방, 19%의 오메가 9, 1%의 오메가 3이다. 오메가 6 함량이 콩기름만큼 높기 때문에 면실유가 함유된 참치를 볶아 먹는 것은 몸에 나쁜 영향을 준다. 면실류 참치 캔은 국물 요리에 안성맞춤이고 볶음 요리에는 수돗물에 헹궈서 기름을 짜낸 뒤볶아야 한다.

또한 면실류 참치캔의 면실류는 식물성 기름치고는 포화지방 함량이 높기 때문에 요즘의 참치통조림은 면실유 대신 카놀라유를 사용하기도 한다. 카놀라유는 22%의 오메가 6, 6%의 포화지방, 62%의 오메가 9, 10%의 오메가 3으로 구성되어 있으므로 몸에 나쁜 포화지방 함량이 현저하게 낮고 오메가 6 함량도 낮으므로 국물 요리는 물론 볶음 요리에도 안성맞춤이다.

참치찌개 200g
(1인분, 소뚝배기, 밥 별도)

혈당 그래프

| 식후 | 1시간 | 2시간 |

칼로리 소비에 필요한 운동량

걷기	자전거	필라테스
30분	20분	40분

열량	110kcal±	일 2200kcal± 권장
탄수화물	6.1g	일 250~400g 권장
설탕당	1.5g±	
단백질	9.5g±	일 1kg 체중당 1.1g 권장
지방	5g±	일 50g± 권장
포화지방	0.7g±	일 15g± 권장
다불포화지방	2g±	들기름을 몇 방울 넣어 오메가 3을 섭취한다.
불포화지방	1.5g±	
콜레스테롤	11mg±	
식이섬유	1.3g±	일 20~25g 권장
나트륨	500mg±	일 2000mg 권장
칼륨	320mg±	일 3500mg 권장

당뇨인이 순대국밥 먹는 방법
순대국밥

순대국밥, 돼지국밥, 뼈다귀해장국, 감자탕, 국밥, 술안주

순대국밥은 돼지뼈를 푹 고아낸 돼지 사골 국물에 잘게 썬 순대와 돼지머리, 염통, 오소리감투(돼지 위장) 따위를 고명으로 넣고 먹는 국밥이다. 돼지 부속품을 많이 넣기 때문에 밥은 한 공기나 한 공기보다 적은 양을 넣는다. 밥을 한 공기보다 적게 넣을 경우 혈당 관리에는 유리하지만 돼지고기에 함유된 DHL 콜레스테롤 함량이 높고 사골 국물은 특성상 중성지방이 많기 때문에 고지혈증이나 혈관 질환이 있는 사람에게는 좋지 않은 음식이다. 합병증이 없는 당뇨 환자는 섭취힐 수 있지만 가급직 밥을 말아 믹지 않아야 하고 밥과 국물 섭취량은 줄여야 한다.

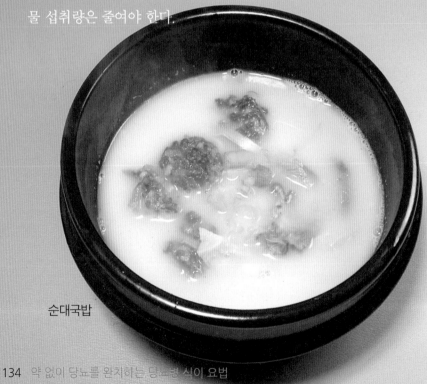

순대국밥

순대국밥과 당뇨 합병증

순대국밥의 구성은 탄수화물인 당면으로 만든 순대, 그리고 다양한 돼지 부속품과 밥 1공기이다. 보통 밥은 1공기보다 적은 양을 넣어주거나 1공기를 준다. 밥 양을 줄여서 섭취하면 초기 당뇨인도 먹을 수 있는 식사이지만 육류 콜레스테롤이 풍부한 돼지 부속 요리는 훗날 당뇨합병증인 혈관 질환을 유도할 수 있으므로 가급적 섭취를 피하는 것이 좋다.

순대국밥처럼 돼지부속으로 만든 음식인 돼지국밥, 뼈다귀해장국, 감자탕은 밥을 한 공기 이하로 섭취하면 당뇨인도 먹을 수 있지만 훗날 혈관 질환 합병증을 유도할 수 있는 고 콜레스레롤 및 중성지방 음식이다. 따라서 고지혈증 등으로 고생하지 않으려면 가급적 적게 먹거나 먹지 않는 것이 좋다. 만일 이 음식을 먹게 된다면 살코기 위주로 50g 이하를 섭취하고 국물과 밥의 섭취는 자제한다. 밥은 70% 정도만 먹되 국밥에 말아 먹으면 소화가 빨라 식후혈당이 상승하고 중성지방까지 많이 먹게 되므로 밥을 말아 먹는 것은 피한다.

순대국밥 400g
(1인분, 중뚝배기, 밥 별도)

혈당 그래프

식후　1시간　2시간

칼로리 소비에 필요한 운동량

걷기	자전거	필라테스
85분	55분	95분

열량	340kcal±	일 2200kcal± 권장
탄수화물	16g±	일 250~400g 권장
설탕당	3±	
단백질	20g±	일 1kg 체중당 1.1g 권장
지방	24g±	일 50g± 권장
포화지방	7g±	일 15g± 권장
다불포화지방	–	육류 콜레스테롤을 많이 섭취하면 훗날 혈관 질환이 생길 수 있다.
불포화지방	–	
콜레스테롤	140mg±	
식이섬유	–	일 20~25g 권장
나트륨	1500mg±	일 2000mg 권장
칼륨	–	일 3500mg 권장

당뇨인과 중성지방이 많은 음식
설렁탕

설렁탕, 곰탕, 도가니탕, 국밥, 술안주

  돼지부속으로 만드는 순대국밥과 달리 설렁탕은 소의 뼈와 소의 머리, 내장 같은 부속품으로 만드는 탕요리이자 국밥이다. 설렁탕의 뽀얀 국물 역시 쇠기름 성분인 중성지방이 함유되어 있기 때문에 맛이 고소해도 먹는 것을 피해야 한다. 게다가 설렁탕 요리는 밥 1공기 외에 국수 면발이 들어 있는 경우도 있으므로 당뇨 환자라면 순대국밥보다 더 피해야 할 음식이다.

설렁탕

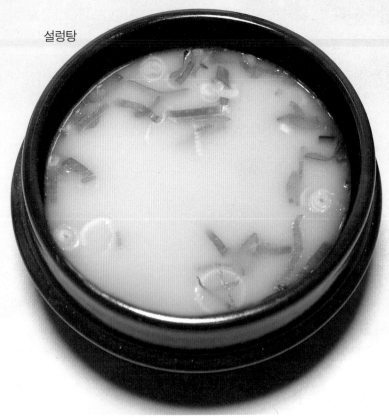

뼈를 푹 고아낸 국물은 대부분 중성지방

설렁탕 국물은 포화지방이나 불포화지방도 아닌 중성지방이 대다수를 차지한다. 중성지방은 몸 속에서 나쁜 콜레스테롤은 키워주고 좋은 콜레스테롤은 줄여주는 기능을 하므로 섭취시 나쁜 콜레스테롤이 점점 많아지게 된다. 게다가 설렁탕 국물에 떠다니며 하얗게 굳는 쇠기름은 포화지방 덩어리이다. 포화지방은 혈관 질환을 직접적으로 일으키는 요인이고 이를 막는 것이 좋은 콜레스테롤이라고 불리는 HDL 콜레스테롤인데 중성지방은 HDL 콜레스테롤을 억제하는 기능을 한다. 몸에 들어온 중성지방은 복부에 저장되면서 복부비만을 불러일으키면서 몸의 비만을 야기한다.

당뇨인은 체중을 줄이는 것도 중요하므로 내장 비만을 불러일으키는 중성지방의 섭취는 피하는 것이 좋다. 설렁탕은 당뇨인에게 적합한 음식은 아니라는 것이다. 피치못하게 설렁탕을 먹게 되는 당뇨인이라면 고기는 50g 이하, 국수는 먹지 않고, 밥은 반공기만 먹고, 둥둥 떠다니는 쇠기름은 절대 섭취를 피한다.

설렁탕 400g
(1인분, 중뚝배기, 밥 별도)

혈당 그래프

식후　1시간　2시간

칼로리 소비에 필요한 운동량

걷기	자전거	필라테스
50분	35분	60분

열량	200kcal±	일 2200kcal± 권장
탄수화물	8g	일 250~400g 권장
설탕당	–	
단백질	20g±	일 1kg 체중당 1.1g 권장
지방	8g±	일 50g± 권장
포화지방	3.7g±	일 15g± 권장
다불포화지방	–	중성지방 역시 많이 섭취하면 훗날 혈관 질환이 생길 수 있다.
불포화지방	–	
콜레스테롤	23mg±	
식이섬유	–	일 20~25g 권장
나트륨	800mg±	일 2000mg 권장
칼륨	–	일 3500mg 권장

라면의 원조
육개장

육개장, 국밥

　육개장은 쇠고기를 주재료로 하여 토란대, 고사리, 숙주나물 같은 채소, 그리고 고춧가루를 듬뿍 넣어서 얼큰하게 끓여낸 보양식 국밥이다. 다른 장국밥과 달리 보양식으로 먹는 음식이기 때문에 고기도 값비싼 쇠고기를 사용한다. 잘 끓여낸 육개장은 기막히게 맛있을 뿐 아니라 단백질 함량이 높아 몸을 보양하는 보양식으로 좋을 수밖에 없다.

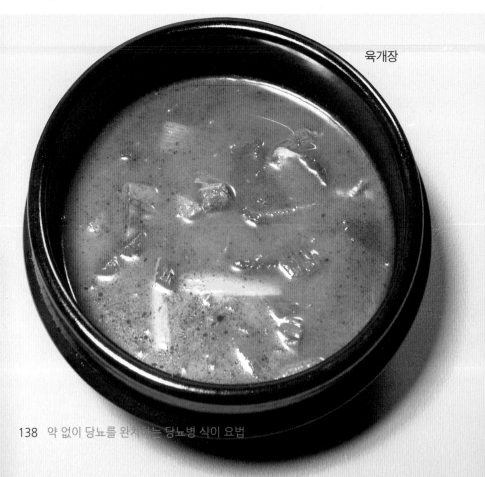

육개장

당뇨인과 육개장 먹기

육개장을 섭취할 때는 단백질 섭취 목적으로 고기를 먹을 수는 있지만 쇠기름이 많은 비계 부분은 먹지 않고 살코기만 섭취하는 것이 좋다. 육개장의 국물은 쇠기름이 많기 때문에 가급적 섭취를 피하고 토란대 같은 건더기 위주로 먹는다. 밥은 쌀밥일 경우 70%만 먹고 한 공기를 다 먹으려면 현미밥이나 콩밥, 잡곡밥을 먹어야 한다.

요즘 인기 있는 차돌육개장은 당뇨인의 경우 더 삼가는 것이 좋다. 차돌의 비계 부분은 혈관을 막히게 하는 포화지방이기 때문이다.

당뇨는 혈액에 문제가 있어 발생하는 병이므로 식이 요법을 제때 안 하면 혈관 질환 합병증이 다발적으로 발생해 정상적인 삶을 살 수 없게 만든다.

여러분은 주변에서 골골대는 50대 주부나 노인을 본 적이 있을 것이다. 대부분 당뇨 합병증에 의한 혈관 질환 때문이다.

혈관 질환은 수도관 교체하듯 혈관을 교체할 수 없기 때문에 혈관을 망가트리는 포화지방을 최대한 먹지 않거나 적게 먹는 것이 좋다.

육개장 400g
(1인분, 중뚝배기, 밥 별도)

혈당 그래프

식후　1시간　2시간

칼로리 소비에 필요한 운동량

걷기	자전거	필라테스
50분	35분	60분

열량	306kcal±	일 2200kcal± 권장
탄수화물	20g±	일 250~400g 권장
설탕당	3g±	
단백질	25g±	일 1kg 체중당 1.1g 권장
지방	14g±	일 50g± 권장
포화지방	3.7g±	일 15g± 권장
다불포화지방	2.6g±	쇠고기 비계를 많이 섭취
불포화지방	6.7g±	하면 훗날 혈관 질환이
콜레스테롤	40mg±	생길 수 있다.
식이섬유	4g±	일 20~25g 권장
나트륨	1400mg±	일 2000mg 권장
칼륨	800mg±	일 3500mg 권장

오메가3과 비타민 B12를 많이 함유한
추어탕

추어탕, 추어숙회, 미꾸라지튀김

탕요리 중에서 짜지 않은 음식 중 하나가 추어탕이다. 짠맛보다는 산초 향신료 맛으로 먹는 음식이기 때문일 것이다. 추어탕의 주 재료인 미꾸라지에는 오메가 3이 장어보다 많이 함유되어 있다. 그래서 뇌 건강에 유익하다. 공기밥을 2/3공기만 먹는다고 가정하면 당뇨인도 먹을 수 있는 음식이다.

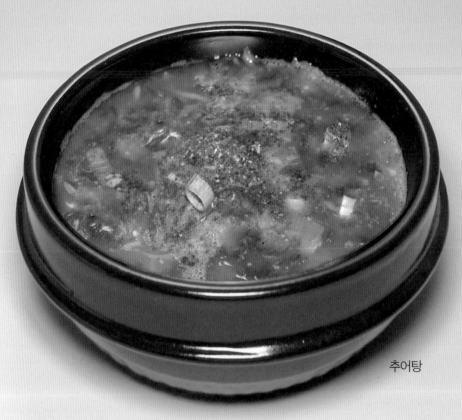

추어탕

추어탕을 당뇨인을 위한 좋은 식단으로 구성하는 방법

추어탕은 육류를 재료로 하는 설렁탕이나 돼지국밥에 비해 지방 함량이 적다. 그 지방도 몸에 무익한 포화지방보다는 유익한 불포화지방이 많다.

게다가 생선에서 볼 수 있는 오메가 3이 장어보다 많이 함유되어 있다. 비타민 B12 함유량 또한 생선의 평균치보다 많은 8.5ug에 아연까지 함유되어 있으므로 혈행 개선 및 강장식으로 인기 있는 이유를 알 수 있다.

집에서 추어탕을 만들 때는 소금간을 적게 하고 우거지와 표고버섯, 부추를 많이 넣어 본다. 우거지로 배를 채우면 밥은 적게 먹게 되므로 혈당 관리에 유리하다. 이와 같이 채소로 배를 채우는 것은 식이섬유 섭취와 포만감 두 가지 측면에서 좋은 방법이다.

가정에서는 백미 대신 잡곡밥을 준비할 여유가 있으므로 잡곡밥으로 구성한 추어탕 식단은 훌륭한 당뇨 식단이 될 것이다.

추어탕 300g
(1인분, 중뚝배기, 밥 별도)

혈당 그래프

식후   1시간   2시간

칼로리 소비에 필요한 운동량

걷기	자전거	필라테스
50분	35분	60분

열량	192kcal±	일 2200kcal± 권장
탄수화물	4g±	일 250~400g 권장
설탕당	1g±	
단백질	26g±	일 1kg 체중당 1.1g 권장
지방	8g±	일 50g± 권장
포화지방	1.5g±	일 15g± 권장
다불포화지방	1.9g±	미꾸라지는 오메가 3을 고등어나 장어보다 많이 함유하고 있다.
불포화지방	3g±	
콜레스테롤	82mg±	
식이섬유	1.5g±	일 20~25g 권장
나트륨	1200mg±	일 2000mg 권장
칼륨	770mg±	일 3500mg 권장

밥의 양이 생각보다 많은 오징어덮밥

오징어덮밥, 오징어볶음, 쭈꾸미덮밥, 쭈꾸미볶음, 문어 요리, 백반, 술안주

오징어는 콜레스테롤이 많은 식품으로 오래 전부터 명성이 있는 식품이다. 그래서 동맥경화 같은 혈관 질환이 있는 사람들은 오징어를 먹지 않고 피해 왔다. 오징어는 포화지방 함량이 높지만 좋은 콜레스테롤 함량도 높다. 흔히 포화지방을 섭취할 때는 그에 맞게 좋은 콜레스테롤도 섭취해서 방비 내지는 포화지방을 희석시켜야 한다고도 한다.

오징어는 콜레스테롤이 높은 식품으로 오해받지만 실은 육류 콜레스테롤과 달리 몸에 유익한 콜레스테롤이라고 학자들은 말한다.

오징어덮밥

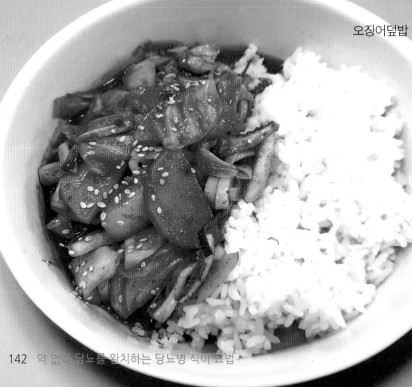

당뇨인이 오징어덮밥 잘 먹는 방법

직장인이 점심 시간에 즐겨 먹는 한식인 오징어덮밥은 저렴하고 양이 많은 것이 특징이기 때문에 배고픈 직장인들에게는 항상 든든한 한 끼가 되었다. 그러나 오징어덮밥은 양이 많다는 점, 즉 밥을 많이 담아주는 점과 식용유를 사용해 볶는 점에서 당뇨인에겐 좋지 않은 식사이다. 오징어가 건강에 불리하게 작용하는 것이 아니라 밥의 양이 넘치도록 많고 식용류가 많기 때문에 혈당 관리나 혈액순환에 불리하게 작용할 확률이 있다는 뜻이다.

당뇨인이라면 오징어덮밥으로 식사할 때 절반 정도만 먹는 것이 어떨까? 그런 뒤 채우지 못한 배는 반찬으로 채우는데 이때 식물성 반찬으로 섭취를 한다. 탄수화물을 많이 함유한 감자조림, 어묵, 밀가루 부침, 튀김, 설탕멸치볶음 같은 반찬은 먹지 말고 오징어볶음에 있는 당근, 양배추로 배를 채우는 것이 식후 혈당의 급격한 상승을 막을 수 있다.

오징어덮밥 500g
(1인분, 밥 포함)

혈당 그래프

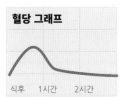

식후　1시간　2시간

칼로리 소비에 필요한 운동량

걷기	자전거	필라테스
165분	**80분**	**185분**

열량	670kcal±	일 2200kcal± 권장
탄수화물	110g±	일 250~400g 권장
설탕당	13g±	
단백질	26g±	일 1kg 체중당 1.1g 권장
지방	14g±	일 50g± 권장
포화지방	2.7g±	일 15g± 권장
다불포화지방	4.2g±	오징어덮밥은 밥이 많기 때문에 절반만 먹는 것이 식후 혈당에 유리하다.
불포화지방	5g±	
콜레스테롤	280mg±	
식이섬유	8g±	일 20~25g 권장
나트륨	1500mg±	일 2000mg 권장
칼륨	1100mg±	일 3500mg 권장

당뇨인이 먹을 수 있을까?
낙지불고기덮밥

낙지불고기볶음, 낙지삼겹살볶음, 치즈불고기덮밥, 불낙전골, 덮밥, 술안주

요즘 흔히 볼 수 있는 식사는 두세 가지 메뉴가 결합된 식사 메뉴
이다. 예를 들면 낙지 메뉴와 불고기 메뉴를 결합한 낙지불고기철판
덮밥, 치즈와 불고기를 결합한 치즈불고기덮밥, 오징어와 삼겹살을
결합한 오징어삼겹덮밥, 심지어는 마요네즈와 치즈, 불고기를 결합한
메뉴도 있다. 한마디로 말해, 당뇨인에겐 모두 부적합한 식사들이다.

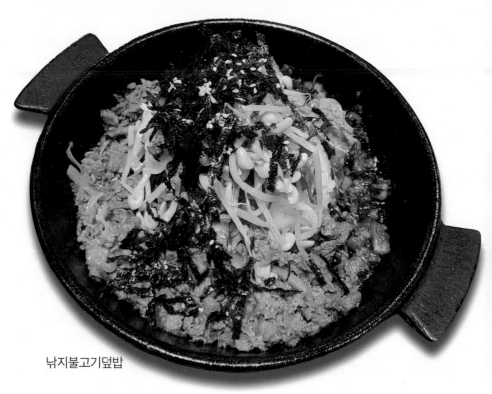

낙지불고기덮밥

당뇨는 혈관 질환 병이므로 기름진 식사는 절대 금물

당뇨는 혈액 구성에서 당(설탕) 성분이 높아서 발생하는 병이다. 민간에서는 혈액에 당이 많아 피가 끈적이기 때문에 모세혈관이 막히면서 당뇨가 시작된다고 한다. 맞는 말일수도 있고 틀린 말일수도 있지만 일단 당뇨는 모세혈관까지 피의 흐름이 원활하지 못해서 발생하는 병은 맞다. 그래서 모세혈관이 발달해 있는 말초신경에 영향을 주어 손발저림, 두통, 시력장애, 당뇨발 등의 다양한 합병증으로 건강이 무너지고 나중에는 주요 혈관까지 문제를 일으켜 뇌졸중이 올 수도 있을 뿐만 아니라 한쪽 다리나 팔이 마비될 수도 있으며 치매가 오거나 장님이 될 수도 있다.

이런 상황이 오는 것을 막으려면 혈관에 문제를 일으키는 기름진 식사는 절대 금물이라는 것이다. 따라서 한 끼용으로 만들어진 식사 중 육류를 식용유로 볶은 식사인 낙지불고기철판덮밥, 치즈와 불고기를 결합한 치즈불고기덮밥, 오징어와 삼겹살을 결합한 오징어삼겹덮밥, 심지어는 마요네즈를 올린 마요네즈덮밥, 닭과 불고기를 조합해 튀기거나 볶은 식사, 치즈와 해물, 불고기를 결합해 복은 메뉴 등 동물성 지방과 식물성 지방이 많이 함유된 식사, 마요네즈나 버터를 사용한 식사는 GI지수가 낮아도 향후 혈관 질병을 불러일으킬 요인이 크므로 당뇨인에겐 부적합한 식사이다.

초급 당뇨인은 아직 느낄 수 없지만 손발저림이 심하거나 당뇨발이 있는 분들은 저렇게 탄수화물과 지방이 듬뿍 있는 식사를 할 경우 그날 밤 온몸이 아파서 고통 속에 밤을 지새울 확률이 높다. 그런 일에 직면하면 밥의 섭취량을 어디까지 줄여야 할지 몰라 눈앞이 막막해지고 자포자기 심정이 된다. 추후 당뇨성 혈관 질환이 발생하지 않도록 오늘 당장부터 육류를 식용유로 볶은 기름진 식사는 피하자.

편의점 도시락

당뇨인도 편의점 도시락 먹을 수 있을까?

편의점에서 판매하는 한 끼 도시락

당뇨인이 피해야 하는 음식의 첫 번째는 탄수화물이 많은 음식이나 설탕이 가미된 반찬이다. 피해야 할 두 번째 음식은 혈관 질환을 일으키게 될 지방이 많은 육류 식사, 즉 기름진 식사이다. 편의점표 도식락은 아쉽게도 위 두 가지 모두에 해당하는 식사이다.

편의점표 도시락은 대개 채소 반찬이 적고 육류로 반찬을 구성한 경우가 많다. 맛은 단짠맛 유행에 맞게 달고 짜다. 편의점표 도시락은 당과 나트륨이 많아 혈당과 혈액순환을 고민하는 당뇨인에게 적합하지 않다는 뜻이다.

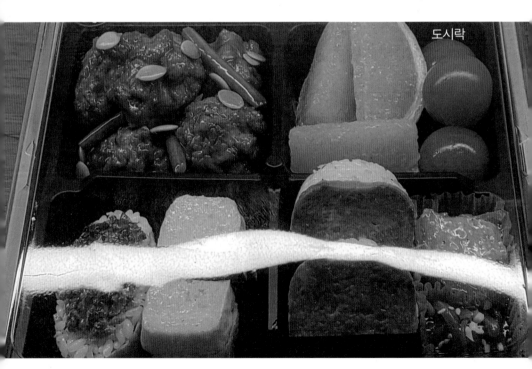

도시락

편의점표 도시락은 기본적으로 돼지고기, 쇠고기, 닭, 소시지, 튀김류가 주종이고 마요네즈 같은 기름진 소스를 가미한 경우가 많다. 아무래도 포화지방 성분이 높은 것을 알 수 있다. 편의점표 도시락은 밥의 양을 조절해 칼로리와 탄수화물은 한 끼 분량으로 맞추고는 있지만 한 끼분 도시락에 들어 있는 나트륨과 포화지방 함량이 하루 필요치의 절반을 넘는 경우가 많다. 편의점표 도시락의 높은 지방 성분은 혈당과 혈관 관리를 같이 병행해야 할 당뇨인에게는 좋지 않은 식사일 수밖에 없다.

보기와 다르게 한 끼에 700~900칼로리로 구성되는 편의점표 도시락.
탄수화물 함량은 한 끼에 적합한 양이지만 나트륨과 지방 및 포화지방 함량이 높다.
특히 지방 및 포화지방 함량은 라면 3그릇에 해당하는 분량이 도시락 한 끼에 들어 있다. 당뇨인에게는 혈관 질환 예방을 위해 동물성 지방이 많은 음식은 적합하지 않다.

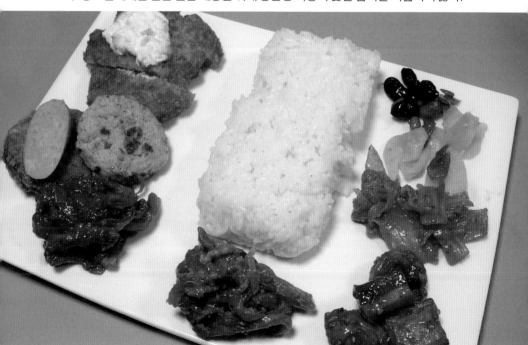

당뇨 식사로 좋을까?
돈가스

돈가스, 돈가스정식, 비후까스, 식사, 술안주

돈가스는 돼지등심이나 안심에 튀김옷을 입힌 후 보통 콩기름이 나 옥수수기름에 튀긴 요리이다. 더 바삭한 맛을 내기 위해 빵가루옷 을 입힌다. 육류 지방에 콩기름 같은 식물성 지방까지 함유된 식사이 므로 당뇨인은 섭취를 피해야 할 음식이다.

돈가스

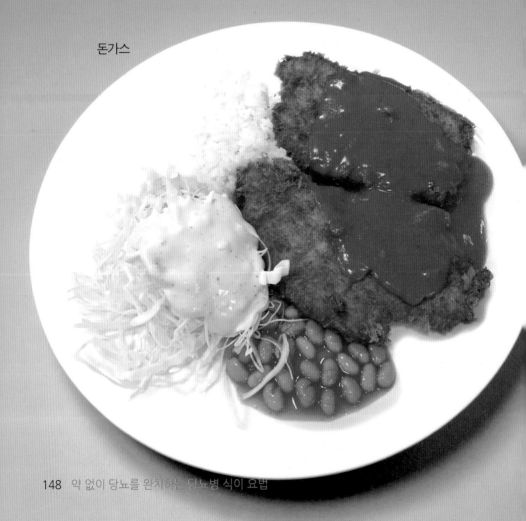

당뇨인이 돈가스를 먹거나 만드는 방법

당뇨인은 혈관 합병증을 방지하기 위해 기름진 식사를 피해야 한다. 특히 동물성 지방이 높은 육류 식사는 피해야 하는데 이에 해당하는 식사가 돼지고기나 닭을 기름에 조리하거나 튀긴 식사이다. 돈가스는 육류인 돼지고기를 식용유로 튀겼기 때문에 기름 범벅인데 보통은 콩기름, 옥수수기름, 해바라기유로 튀기기 때문에 산폐된 기름은 몸 속에서 염증을 유발하는 요인이 되어 혈관에 나쁜 영향을 줄 수도 있다.

만일 돈가스를 가정에서 즐기려면 콩기름, 옥수수기름, 해바라기유가 아닌 카놀라유로 튀기는 것이 좋으며 그럴 경우 튀길 당시 열에 의한 산폐 확률은 콩기름이나 옥수수 식용유에 비해 많이 줄일 수 있다.

식당에서 돈가스를 섭취할 때는 빵은 50g 이하, 밥은 반 공기 정도가 제공되므로 다 섭취할 수는 있어도 돈가스는 절반, 샐러드는 소스가 없는 부분만 섭취하는 것이 향후 당뇨합병증인 혈관 질환의 발생량을 낮출 수 있다.

돈가스정식 450g
(1인분, 밥 포함)

혈당 그래프

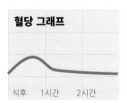

식후   1시간   2시간

칼로리 소비에 필요한 운동량

걷기	자전거	필라테스
180분	80분	200분

열량	718kcal±	일 2200kcal± 권장
탄수화물	70g±	일 250~400g 권장
설탕당	5g±	
단백질	42g±	일 1kg 체중당 1.1g 권장
지방	30g±	일 50g± 권장
포화지방	–	일 15g± 권장
다불포화지방	–	돈가스는 밥 외에 튀김옷에도 탄수화물이 평균 15g 함유되어 있다.
불포화지방	–	
콜레스테롤	–	
식이섬유	3g±	일 20~25g 권장
나트륨	1300mg±	일 2000mg 권장
칼륨	700mg±	일 3500mg 권장

어느 것을 먹어야 할까?
치즈돈가스, 생선까스

치즈돈가스, 고구마치즈돈가스, 등심치즈돈가스, 치즈돈가스김밥

돈가스나 등심돈가스에 치즈나 고구마를 곁들인 것들이 요즘 추세인데 이런 음식은 동물성 지방과 포화지방 함량이 매우 높기 때문에 당뇨인에게는 아주 적합하지 않은 식사이다.

게다가 이런 돈가스는 대부분 튀김옷이 두텁기 때문에 돈가스 자체의 탄수화물 함량도 높은 편이다. 미래에 발생하게 될 당뇨합병증인 혈관 질환을 예방하려면 동물성 지방이 많은 식사는 아예 피하는 것이 좋다.

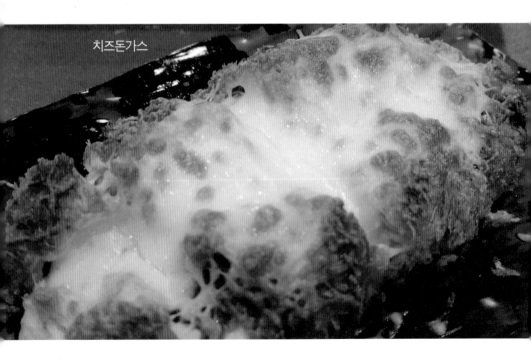

치즈돈가스

하지만 당뇨인도 때로는 돈가스를 먹고 싶은 경우가 있다. 그럴 경우에는 가급적 돈가스의 튀김옷은 벗겨낸 후 육질 부분만 섭취해보자. 또는 돈가스 대신 생선까스를 섭취하면 동물성 지방 대신 생선 지방을 섭취하는 깃이므로 아무래도 조금 더 유익하다.

치즈돈가스 410g
(1인분, 도시락형, 밥 포함)

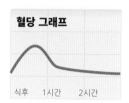

혈당 그래프

식후　1시간　2시간

칼로리 소비에 필요한 운동량

걷기	자전거	필라테스
200분	95분	230분

열량	807kcal±	일 2200kcal± 권장
탄수화물	104g±	일 250~400g 권장
설탕당	3g±	
단백질	37g±	일 1kg 체중당 1.1g 권장
지방	27g±	일 50g± 권장
포화지방	10g±	일 15g± 권장
다불포화지방	–	치즈 1장 20g 칼로리는 60kcal, 단백질은 4g, 지방은 5g이다.
불포화지방	–	
콜레스테롤	57mg±	
식이섬유	1g±	일 20~25g 권장
나트륨	1300mg±	일 2000mg 권장
칼륨	–	일 3500mg 권장

생선까스정식 300g
(1인분, 새우 1, 밥 포함)

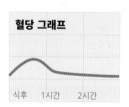

혈당 그래프

식후　1시간　2시간

칼로리 소비에 필요한 운동량

걷기	자전거	필라테스
130분	85분	145분

열량	520kcal±	일 2200kcal± 권장
탄수화물	45g±	일 250~400g 권장
설탕당	6g±	
단백질	40g±	일 1kg 체중당 1.1g권장
지방	20g±	일 50g± 권장
포화지방	3.3mg±	일 15g± 권장
다불포화지방	10mg±	생선가스는 나트륨 함량 이 높으므로 섭취시 소스의 섭취를 줄인다.
불포화지방	4.7mg±	
콜레스테롤	70mg±	
식이섬유	2g±	일 20~25g 권장
나트륨	900mg±	일 2000mg 권장
칼륨	–	일 3500mg 권장

당뇨인과 다짐육 스테이크 식사
함박스테이크

햄버거 스테이크, 식사, 술안주

원래는 햄버거 스테이크이지만 함박 스테이크라고 불린다. 쇠고기나 돼지고기, 또는 혼합육 다진 것을 햄버거 패티처럼 만든 뒤 굽거나 지져서 밥에 곁들여 먹는 식사이다. 다짐육 특성상 패티에 살코기 외에 비계도 함유되어 있고, 때로는 빵가루도 함유되어 있으므로 육류 지방과 탄수화물 섭취를 줄여야 하는 당뇨인에게는 적합하지 않는 식사이다.

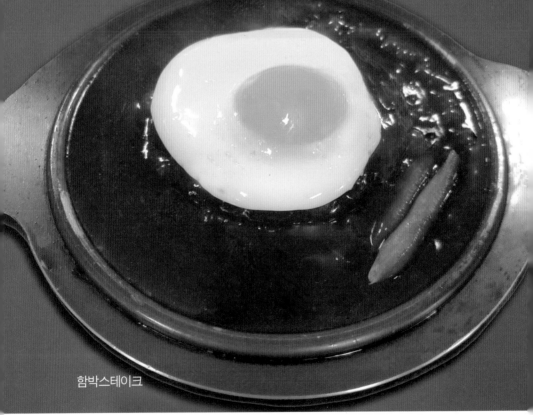

함박스테이크

혈관 질환 예방을 위해 동물성 지방의 섭취 피하기

여러 번 강조해도 지나치지 않지만 당뇨 증세를 처방받은 당뇨인은 추후 혈관이 급속도로 망가질 확률이 높다. 초기에는 모세혈관 위주로 혈관 질환이 발생하거나 막히기 시작하고 이것이 심하면 팔다리 저림이 발생한다. 그리고 10년쯤 뒤 악화되면 한쪽 몸에 마비가 오고 뇌 질환, 시력 장애, 치매를 앞당기게 된다. 이와 같은 당뇨성 합병증을 피하려면 무엇보다 혈관을 막히게 하는 주요 요인인 포화지방 함량이 높은 동물성 지방의 섭취를 피해야 한다. 그런 점에서 다짐육에 비계가 포함된 함박 스테이크, 소시지, 햄 종류의 식사는 피하는 것이 좋으며 식물성 기름으로 튀긴 튀김유도 전부 피해야 한다. 팜유를 사용한 과자 역시 당뇨인은 아예 먹지 말아야 한다.

정 고기가 먹고 싶다면 한 끼에 100g 이하, 비계가 없는 살코기 위주로 섭취해야 하고, 기름에 튀긴 것은 포함지방 함량이 높으므로 굽거나 삶은 고기 위주로 섭취하는 것이 좋다.

함박 스테이크 200g
(1인분, 계란 및 밥 별도)

혈당 그래프

식후　1시간　2시간

칼로리 소비에 필요한 운동량

걷기	자전거	필라테스
85분	55분	95분

열량	340kcal±	일 2200kcal± 권장
탄수화물	20g±	일 250~400g 권장
설탕당	12g±	
단백질	18g±	일 1kg 체중당 1.1g 권장
지방	21g±	일 50g± 권장
포화지방	7mg±	일 15g± 권장
다불포화지방	–	계란 프라이로 장식하면 지방 및 콜레스테롤 함량이 늘어난다.
불포화지방	–	
콜레스테롤	70mg±	
식이섬유	–	일 20~25g 권장
나트륨	900mg±	일 2000mg 권장
칼륨	–	일 3500mg 권장

당뇨인과 소고기 스테이크
큐브 스테이크 덮밥

쇠고기 큐브 스테이크 덮밥

소고기의 등심, 안심, 치맛살 등을 깍두기 형태의 큐브 조각으로 자른 뒤 볶은 후 덮밥 형태로 올려서 먹는 음식이다. 요즘은 돼지고기와 닭고기도 큐브 스테이크 덮밥으로 사용한다. 육류이지만 살코기 위주로 보통 100g 이하를 제공하므로 당뇨인도 가끔 먹을 수 있는 음식이다. 쇠기름은 혈관에 안 좋은 성분이기 때문에 과식하지 않도록 주의한다.

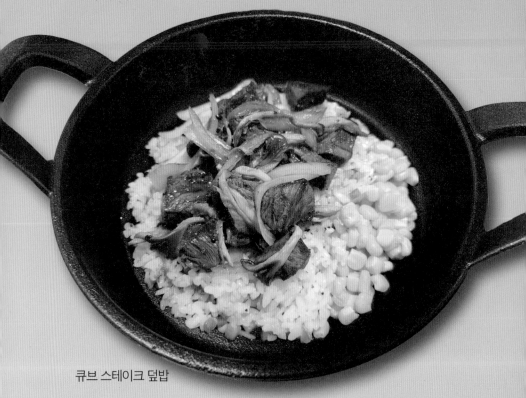

큐브 스테이크 덮밥

고기가 먹고 싶다면 살코기만 조금씩 섭취

사람이다 보니 당뇨성 혈관 질환을 예방할 목적으로 육류를 계속 피하기는 어렵다. 사실 당뇨 증세가 시작되면 바로 육류는 끊는 것이 좋지만 그럴 경우 생선 단백질 외에는 단백질을 보충할 방법이 없기 때문에 간혹 육류의 유혹에 넘어가기도 한다.

당뇨인의 육류 섭취 방법은 간단하다. 비계는 피하고 살코기만 섭취하는 것인데 그것도 조금만 먹어야 한다. 딱 적당한 것은 50g 정도이고 많아도 100g 이상 섭취하지 않도록 주의한다.

큐브 스테이크는 살코기 위주의 식사이다. 식용류를 첨가하지 않고 굽는다면 당뇨인도 조금씩은 먹어도 무방한 음식이지만 당뇨발이나 손발저림이 심한 사람은 이 역시 섭취를 피해야 한다.

당뇨인은 먹고 있는 음식이 자신의 몸에 적합한지 자가 체크하는 방법이 있다. 섭취 후 그날 손발저림이나 당뇨발이 악화되는 증상이 보이는 음식이라면 그 음식은 다시 먹으면 안 된다는 것이다.

큐브 스테이크 200g
(1인분, 소스 포함, 밥 별도)

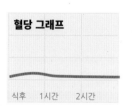

혈당 그래프

식후   1시간   2시간

칼로리 소비에 필요한 운동량

걷기	자전거	필라테스
125분	85분	140분

열량	500kcal±	일 2200kcal± 권장
탄수화물	0g±	일 250~400g 권장
설탕당	0g±	
단백질	54g±	일 1kg 체중당 1.1g 권장
지방	30g±	일 50g± 권장
포화지방	12g±	일 15g± 권장
다불포화지방	1g±	몸에 안 좋은 콜레스테롤이 많이 함유되어 있다.
불포화지방	12g±	
콜레스테롤	160mg±	
식이섬유	-	일 20~25g 권장
나트륨	700mg±	일 2000mg 권장
칼륨	700mg±	일 3500mg 권장

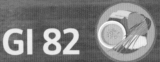

카레라이스

당뇨인이 카레라이스 만드는 비법

GI 82

카레라이스, 식사, 술안주

　카레라이스는 GI 82로 쌀밥보다는 조금 낮은 혈당지수를 가지고 있는데 그 이유는 카레에 버터 등이 함유되어 소화를 조금 늦추어주기 때문일 것이다. 하지만 GI 82는 높은 혈당지수이므로 당뇨인은 먹을 수 없는 음식이다.

　카레라이스를 당뇨인이 먹으려면 쌀밥을 현미밥이나 보리밥, 또는 잡곡밥으로 변경하면 된다. 또한 감자를 넣지 않고 대신 버섯과 피망 등을 넣고 조리한다. 그럴 경우 이 음식의 GI 지수는 60 정도로 떨어진다.

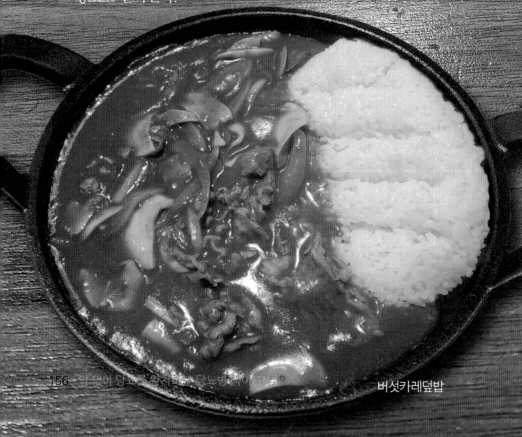

버섯카레덮밥

당뇨 식사용 카레라이스 만드는 비법

보통의 카레 분말에는 전분, 버터, 식용유가 함유되어 있으므로 이를 당뇨식에 맞게 조절해야 한다. 먼저 강황 분말을 별도로 준비한다. 그런 뒤 카레분으로 카레를 만들 때는 카레분을 정량의 60% 정도만 넣고 부족분은 강황분을 20% 정도 넣어 채워준다. 그럴 경우 카레분의 전분, 버터, 식용유가 40% 줄어들지만 카레 원료인 강황이 들어감으로써 카레향은 더 진한 요리가 된다.

카레에 넣을 수 있는 건더기로는 일단 감자는 제외시킨다. 익힌 감자는 GI 지수가 쌀밥만큼 높기 때문이다. 익힌 당근도 GI 지수가 70 이상으로 올라가므로 당근은 조금만 넣는다. 그럼 어떤 야채를 넣어야 할까? 표고, 느타리, 새송이 등의 버섯은 당뇨에 좋으므로 버섯을 많이 추가한다. 아울러 양파도 정량보다 두 배 정도 추가한다. 요즘 인기 있는 차돌박이를 넣은 카레는 조리하지 않도록 한다. 차돌박이에 있는 비계는 우지방인데 이 우지방은 상온에서 고체로 존재하는 기름이기 때문에 혈관에 붙어 혈관 질환을 일으킬 확률이 있다.

밥은 GI 지수가 60 안팎인 현미밥이나 잡곡밥 또는 콩밥을 준비한다. 이렇게 하면 당뇨인도 먹을 수 있는 GI 60 정도의 카레라이스가 완성된다.

메뉴 구성	밥+카레 칼로리	반찬2종 칼로리	합계 칼로리
기본 카레라이스 1인분 400g	310kcal + 220kcal	(반찬+ 국물) 35~100 kcal	합 565~630kcal (탄수화물 72g, 단백질 34g, 지방 15g)
추가 토핑 재료			차돌박이 50g 추가시 (+180kcal, +15g 지방, +8g 단백질)
			해물모둠 50g 추가시 (+50kcal, 1g 지방, +7g 단백질)

볶음밥   GI 80

당뇨인이 볶음밥 만들어 먹는 방법

볶음밥, 김치볶음밥, 고기볶음밥, 햄볶음밥, 새우볶음밥, 해산물볶음밥

직장인의 점심 식사로 인기만점인 볶음밥은 쌀밥보다는 GI 지수가 낮지만 당뇨식으로 매일 먹기에는 적합하지 않은 식사이다. 당뇨인이라면 중국 식당에서 볶음밥을 먹을 때 가급적 2/3 정도만 섭취한다.

볶음밥

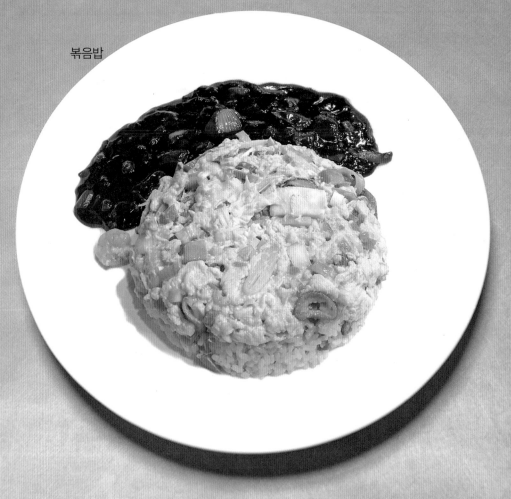

당뇨인과 볶음밥

볶음밥의 GI 지수는 80이므로 쌀밥과 거의 비슷한 혈당지수를 가지고 있다. 그런데 볶음밥은 보통 한 그릇으로 먹는 일품 요리이기 때문에 밥의 양이 대부분 1공기보다 소금 더 많다. 볶음밥 한 접시는 쌀밥 한 공기보다 GI 지수가 높을 수밖에 없다는 뜻이다. 게다가 볶음밥은 보통 콩기름이나 옥수수기름으로 볶기 때문에 몸에 안 좋은 지방을 같이 섭취해야 한다. 가정에서 볶음밥을 할 때는 카놀라유나 올리브유를 사용하되 참기름과 들기름을 사용하면 더 좋다.

콩기름이나 옥수수기름은 오메가 6 지방산이 과도하게 많은 기름이다. 오메가 6 지방산은 혈액순환과 항염증에 도움이 되지만 산패되지 않은 신선한 견과류의 오메가 6을 섭취할 때만 유익한 기능을 하고, 튀김 요리시에는 높은 열에 산패되기 때문에 건강에 불리하게 작용한다. 간단히 말해 오메가 6이 많은 식용유로 튀긴 요리는 산패된 상태이므로 몸 속 염증을 확대하고 비만의 근원이 된다. 볶음밥이나 튀김 요리가 건강에 나쁜 것은 이들 식용유가 열에 산패되었기 때문이다.

볶음밥 320g
(1인분)

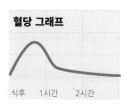

혈당 그래프

식후 1시간 2시간

칼로리 소비에 필요한 운동량

걷기	자전거	필라테스
135분	90분	145분

열량	546kcal±	일 2200kcal± 권장
탄수화물	80g	일 250~400g 권장
설탕당	3g±	
단백질	16g±	일 1kg 체중당 1.1g 권장
지방	18g±	일 50g± 권장
포화지방	3.5g±	일 15g± 권장
다불포화지방	5.3g±	콩기름이나 옥수수기름 사용은 금물, 들기름으로 볶는 것을 추천한다.
불포화지방	8±	
콜레스테롤	140±	
식이섬유	2g±	일 20~25g 권장
나트륨	750mg±	일 2000mg 권장
칼륨	350mg±	일 3500mg 권장

볶음밥의 특징과 영양 성분 백서

01. 해물이나 육류 볶음밥은 그만큼 단백질이 늘어나지만 콜레스테롤도 함께 늘어난다. 고혈압 합병증이 있는 당뇨인은 가급적 육류 볶음밥보다는 해물 볶음밥이 좋다.

02. 볶음밥을 먹을 때는 볶지 않은 신선한 야채를 같이 곁들인다. 간단한 예로 요즘은 볶음밥에 양배추 샐러드나 김치를 곁들이지 않지만 양배추, 양파, 김치를 곁들이되 특히 양파를 많이 섭취하도록 한다.

03. 볶음밥 중에서 칼로리가 가장 낮은 볶음밥은 김치 볶음밥이지만 김치 볶음밥의 나트륨 함량은 다른 볶음밥보다 높다. 당뇨식단에 적합한 볶음밥은 세척한 김치, 세척한 통조림표 참치 고기를 잡곡과 함께 들기름이나 참기름으로 볶은 것이다.

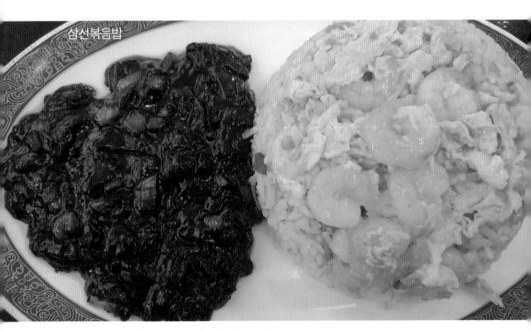

삼선볶음밥

당뇨인이 잡채밥 먹는 방법
잡채밥과 고추잡채밥

잡채밥, 고추잡채밥, 각종 당면 요리

고구마나 녹두 가루로 만든 면이 당면이다. 당면을 조리한 것은 잡채이고 잡채를 덮밥처럼 올린 것은 잡채밥이다. 잡채의 GI 지수는 95~98이지만 한 번에 먹는 양이 20~50g이기 때문에 조리 방법과 양을 조절하면 당뇨인도 잡채밥을 먹을 수는 있다.

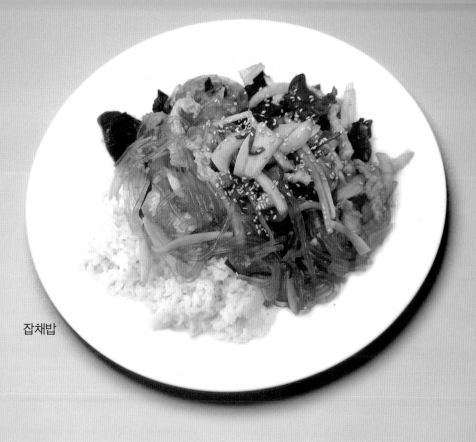

잡채밥

당뇨인과 잡채밥

당면과 식용유로 조리하는 부드러운 맛의 잡채밥은 좋아하는 사람이 많은 음식이다. 어떤 면에서는 볶음밥보다 더 좋은 식사인 잡채밥은 아쉽게도 당뇨인에겐 조금 위험한 음식이므로 잡채밥을 먹을 때는 잡채와 밥을 30% 정도 남기는 것이 좋다.

먼저 잡채의 GI 지수는 쌀밥보다 높은 95~100이지만 잡채밥의 경우 한 끼당 먹는 잡채의 양을 50g 이하로 줄인다면 GL 지수(당부하 지수)는 낮아진다. 그러나 밥과 잡채를 같이 먹어야 하는 만큼 당뇨 증세가 어느 정도 진행된 사람은 잡채밥을 먹을 때 70%만 섭취하는 것이 좋다. 혹은 잡채밥 대신 피망을 듬뿍 넣은 고추 잡채밥을 먹는 것이 잡채밥의 대안이 되기도 한다.

가정에서 잡채밥을 조리할 때는 쌀밥 대신 현미밥이나 잡곡밥을 사용하고 참기름으로 볶은 잡채 50g을 밥 위에 올리면 GI 지수가 쌀밥 아래로 낮아지므로 혈당 고민 없이 섭취할 수 있다.

잡채밥 400g
(1인분)

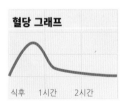

혈당 그래프

식후 1시간 2시간

칼로리 소비에 필요한 운동량

걷기	자전거	필라테스
160분	110분	175분

열량	657kcal±	일 2200kcal± 권장
탄수화물	110g	일 250~400g 권장
설탕당	5g±	
단백질	16g±	일 1kg 체중당 1.1g 권장
지방	17g±	일 50g± 권장
포화지방	2.5g±	일 15g± 권장
다불포화지방	7.8g±	들기름으로 볶아서 오메가 3 영양소가 추가된다.
불포화지방	6±	
콜레스테롤	20±	
식이섬유	6g±	일 20~25g 권장
나트륨	1100mg±	일 2000mg 권장
칼륨	600mg±	일 3500mg 권장

잡채의 특징과 영양 성분 백서

01. 가정에서 잡채를 건강하게 먹으려면 잡채에 넣는 채소들을 기름에 볶지 않고 데쳐서 준비한다. 나중에 잡채를 버무릴 때는 들기름이나 참기름으로 버무리면 건강에 유익한 잡채밥이 된다.

02. 잡채 조리시 버섯, 피망, 당근, 양파를 더 많이 넣으면 식이섬유가 많아지므로 소화 시간이 그만큼 늘어나 혈당이 급격하게 올라가는 것을 예방할 수 있다. 특히 목이버섯이나 표고버섯 같은 버섯류를 듬뿍 넣어서 식이섬유 함량을 높이도록 한다.

03. 당면 대신 곤약 같은 재료를 사용하면 칼로리와 GI 지수를 많이 낮출 수 있다.

04. 잡채 200g은 밥 1공기의 90%에 해당하는 탄수화물을 가지고 있다. 잡채밥을 섭취할 때는 잡채를 50g 정도만 먹어야 한다. 양이 적기 때문에 표고버섯과 피망을 넣어 조리하는 것이다.

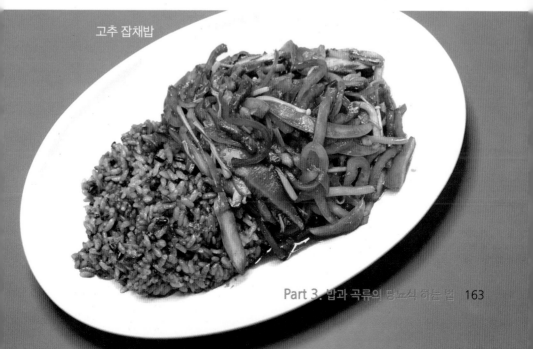

고추 잡채밥

당뇨인과 김밥
김밥과 무스비

김밥, 충무김밥, 삼각김밥, 무스비(일본식 주먹밥)

김밥은 쌀밥으로 만들기 때문에 아무래도 당뇨에는 좋지 않다. 보통 두께의 김밥은 쌀밥 1공기와 비슷한 탄수화물 함량을 가지고 있고 왕김밥은 쌀밥 1공기보다 더 많은 탄수화물을 가지고 있다.

당뇨인이 피치 못하게 김밥을 먹을 때는 1줄 이상 먹지 않도록 해야 하며, 당뇨가 심한 사람은 1줄 분량의 70% 이하를 먹도록 주의한다.

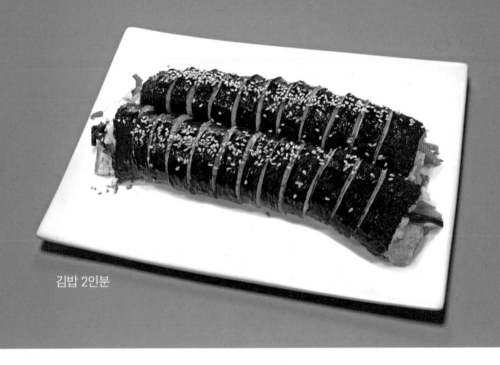

김밥 2인분

김밥과 무스비

김밥은 참기름과 소금으로 간을 한 밥에 시금치, 단무지, 당근, 달걀 등의 속재료를 넣고 김으로 말아서 만든 음식이다. 속재료에 따라 쇠고기김밥, 제육김밥, 스팸김밥, 참치김밥, 멸치김밥, 치즈김밥, 마요네즈 김밥 등 다양한 종류가 있고 각각 영양소도 달라진다.

속재료는 달라져도 일단 김밥 한 줄에 들어가는 쌀밥 양은 1공기 분량이므로 김밥 한 줄은 밥 1공기와 비슷한 탄수화물을 함유하고 있다. 초기 당뇨인 사람은 쌀밥 1공기를 먹을 수는 있어도 당뇨가 조금 진행된 사람은 쌀밥을 줄여야 하므로 김밥 역시 적게 먹거나 먹는 것을 피해야 한다.

일본식 주먹밥의 일종인 무스비는 유부초밥처럼 밥을 주재료로 하는 음식이므로 당뇨인에겐 좋지 않은 음식이다. 만일 가정에서 김밥이나 무스비를 만들 때는 현미밥이나 잡곡밥으로 만들면 당뇨인도 한 줄 이상 섭취할 수 있다.

김밥 250g
(1줄, 중간 굵기)

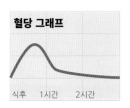

혈당 그래프

식후   1시간   2시간

칼로리 소비에 필요한 운동량

걷기	자전거	필라테스
105분	70분	130분

열량	411kcal±	일 2200kcal± 권장
탄수화물	62g	일 250~400g 권장
설탕당	4g±	
단백질	16g±	일 1kg 체중당 1.1g 권장
지방	11g±	일 50g± 권장
포화지방	3g±	일 15g± 권장
다불포화지방	–	김밥 속재료에 따라 영양소가 달라진다.
불포화지방	–	
콜레스테롤	40±	
식이섬유	6g±	일 20~25g 권장
나트륨	1000mg±	일 2000mg 권장
칼륨	–	일 3500mg 권장

김밥의 특징과 영양 성분 백서

01. 김밥의 주재료인 김은 비타민 A 함량이 높아 시력 건강에 좋다.

02. 김밥은 시금치, 당근 등이 주재료이므로 비타민 A, C 함량이 높은 음식이다.

03. 스팸, 제육, 쇠고기, 치즈 등이 들어간 김밥은 단백질 섭취 면에서는 좋지만 콜레스테롤이 함유되어 있으므로 혈액순환 합병증이 있는 당뇨인은 섭취를 피한다.

04. 무스비와 유부초밥은 채소 없이 밥(탄수화물)으로 배를 채우는 음식이기 때문에 당뇨인은 섭취를 피해야 한다.

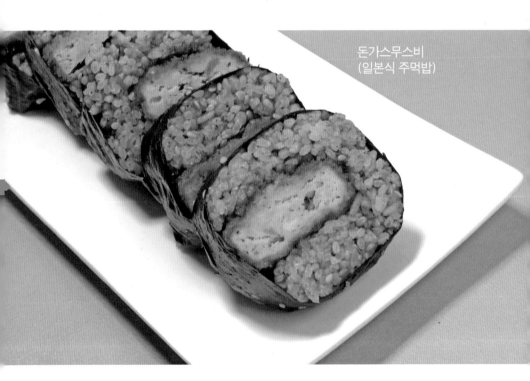

돈가스무스비
(일본식 주먹밥)

당뇨인에게좋은식사일까?
회덮밥 & 알밥

회덮밥, 알밥

　회덮밥은 회를 덮밥식으로 올린 뒤 비벼 먹는 밥이다. 알밥은 생선 알을 덮밥식으로 올려서 먹는 밥이다. 알밥에 사용하는 생선 알은 일반적으로 날치 알이다. 날치 알은 알밥 외에 캘리포니아롤 같은 퓨전 초밥에도 사용한다. 우리나라의 알밥은 일본에는 없는 식사로 일본의 회덮밥인 '찌라시즈시'를 돌솥 비빔밥 형태로 변형한 것이다. 그래서 일본에는 회덮밥이 찌라시즈시라는 이름으로 존재하지만 알밥은 존재하지 않는다.

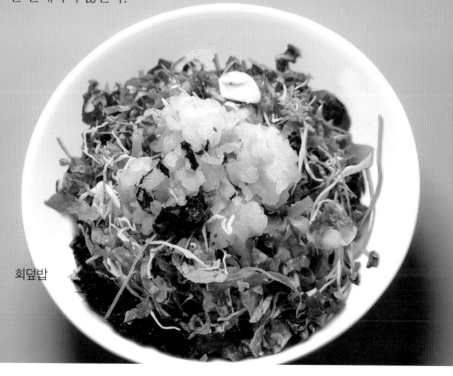

회덮밥

회덮밥과 알밥 만들기

회덮밥에 사용하는 다진 생선살의 GI 지수는 40~55이고 칼로리는 100g당 약 200kcal, 탄수화물은 0이지만 회덮밥의 주재료는 밥이므로 통합 GI 지수는 쌀밥과 마찬가지로 높은 음식이다. 그러나 회덮밥의 재료인 다진 생선회는 그 자체가 단백질 덩어리이므로 포만감을 주는 데는 으뜸인 음식이다.

회덮밥을 먹을 때 생선회는 다 먹더라도 밥은 몇 수저 줄이면 당뇨식으로 좋은 식사가 된다. 또한 가정에서는 밥을 현미나 잡곡밥으로 준비할 수도 있는데 이 경우에는 더 좋은 당뇨식이 된다.

회덮밥의 친척인 알밥은 회덮밥의 축소 버전에 해당한다. 날치 알과 함께 잘게 다진 야채와 김치를 넣어 만든 알밥의 영양소는 회덮밥에 비해 낮은 편이다.

회덮밥 400g
(1인분, 약간 푸짐한 것)

혈당 그래프

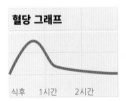

식후　1시간　2시간

칼로리 소비에 필요한 운동량

걷기	자전거	필라테스
110분	75분	130분

열량	470kcal±	일 2200kcal± 권장
탄수화물	60g	일 250~400g 권장
설탕당	8g±	
단백질	35g±	일 1kg 체중당 1.1g 권장
지방	10g±	일 50g± 권장
포화지방	2g±	일 15g± 권장
다불포화지방	3.5g±	회덮밥 재료에 따라 영양소가 달라진다.
불포화지방	3g±	
콜레스테롤	90±	
식이섬유	5g±	일 20~25g 권장
나트륨	1000mg±	일 2000mg 권장
칼륨	950mg±	일 3500mg 권장

회덮밥의 특징과 영양 성분 백서

01. 회덮밥은 지방 함량은 낮고 단백질 함량은 고기를 덮밥으로 올린 것보다 매우 높다. 회를 싫어하는 사람이 아니라면 고기덮밥 대신 회덮밥을 먹는 것이 당뇨 건강에 유익하다.

02. 회덮밥은 보통 초고추장으로 비벼 먹는다. 초고추장은 설탕 성분이 있으므로 혈당 관리를 위해 초고추장보다는 간장으로 비벼 먹는 것은 당뇨 관리에 좋다. 간장으로 비벼 먹으면 초고추장과 달리 나트륨 섭취량도 낮출 수 있다.

03. 회덮밥은 양배추나 양상추 같은 야채를 같이 섭취하기 때문에 각종 비타민과 칼륨, 식이섬유를 같이 섭취하는 효능이 있다.

04. 날치 알은 100g당 탄수화물 1g, 단백질 13g, 지방 5g을 함유하고 있는 고단백 음식이지만 알밥으로 섭취할 때는 1회에 20g의 날치 알을 섭취한다. 알밥 전체의 단백질 함량은 회덮밥의 절반 수준이다. 사실상 건강에는 회덮밥이 더 유익하다.

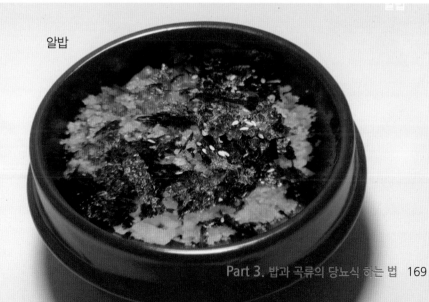

알밥

당뇨인에게 좋은 음식과 나쁜 음식은 어느 것일까?
생선초밥 & 유부초밥

초밥, 생선초밥, 캘리포니아롤

생선초밥은 작게 뭉친 주먹밥에 생선회를 올려서 먹는 음식이다. 10개만 먹어도 포만감을 주기 때문에 점심 식사로 흔히 먹는데 예상외로 생선초밥 10개에 들어가는 쌀밥의 양은 공기밥보다 많을 수도 있다. 그러므로 당뇨가 많이 진행된 당뇨 환자는 생선초밥을 먹을 때 과식하지 않도록 주의한다. 당뇨 진단을 받은 초기 환자는 생선초밥을 먹더라도 한 끼에 10개 이하를 섭취하는 것이 좋은데 8개 정도가 적합하다.

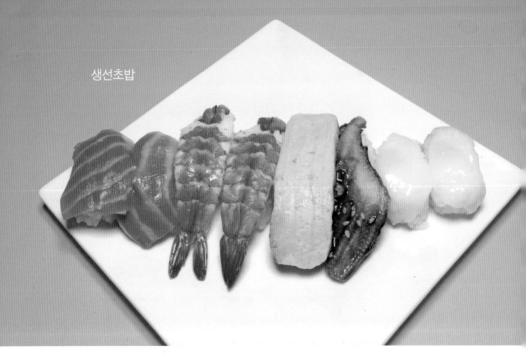

생선초밥

생선초밥과 유부초밥 비교하기

　요즘 뷔페식당에서 볼 수 있는 생선초밥의 크기는 일반적으로 볼 수 있는 생선초밥의 절반 크기인 작은 크기이다. 마트는 물론 일반 일식집에서 볼 수 있는 보통 크기의 생선초밥은 개당 20~25g이나. 이중 생선회의 무게는 10g이다. 한 끼에 생선초밥 10개를 섭취할 경우 총 무게는 200~250g, 이중 생선회를 제외한 밥 섭취량은 100~150g이므로 초기 당뇨 환자에게도 좋은 식사이지만 나트륨 함량이 높아 고혈압 합병증 당뇨인에겐 좋지 않다.

　유부초밥은 밥의 함량이 많은 음식이다. 대형마트표 큰 유부초밥 크기는 일반 유부초밥의 두 배이다. 큰 유부초밥은 개당 70~80g이므로 4개만 해도 300g, 탄수화물 함량은 80g이므로 밥 한공기보다 탄수화물이 많다.

　당뇨인이라면 큰 유부초밥을 한 끼에 2개 이상 먹을 수 없고, 중증 당뇨인은 2개 이상 섭취시 몸이 저리고 아플 수 있다.

생선초밥 230g
(10개, 1인분)

혈당 그래프

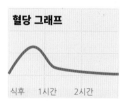

식후　1시간　2시간

칼로리 소비에 필요한 운동량

걷기	자전거	필라테스
75분	55분	90분

열량	325kcal±	일 2200kcal± 권장
탄수화물	65g	일 250~400g 권장
설탕당	12g±	
단백질	13g±	일 1kg 체중당 1.1g 권장
지방	1.5g±	일 50g± 권장
포화지방	0.3g±	일 15g± 권장
다불포화지방	0.35g±	생선초밥 재료에 따라 영양소가 달라진다.
불포화지방	0.2g±	
콜레스테롤	30mg±	
식이섬유	1g±	일 20~25g 권장
나트륨	1200mg±	일 2000mg 권장
칼륨	300mg±	일 3500mg 권장

생선회의 특징과 영양 성분 백서

01. 생선회의 한 점당 무게는 10~13g이고 칼로리는 10kcal 안팎이다. 생선회만 섭취할 경우 1인분은 15~20점, 약 200g이고, 칼로리는 150~200kcal이다.

02. 생선회 1인분 약 200g에 함유된 단백질은 생선마다 다르지만 보통 30~50g이므로 단백질 함량이 매우 높은 식사이다.

03. 생선회는 종류별로 영양 효능이 조금 다르지만 공통적으로 노화예방, 뇌 기능에 도움을 주고 탄수화물은 없고 단백질 함량이 높아 당뇨 환자에게도 좋은 음식이다.

04. 회 자체는 비린내는 심해도 나트륨 함량은 매우 적다. 비린내를 제거하려고 간장을 듬뿍 찍어 먹게 되니 나트륨 섭취량이 많아진다. 간장을 조금만 먹는 것이 나트륨 섭취량을 줄일 수 있다.

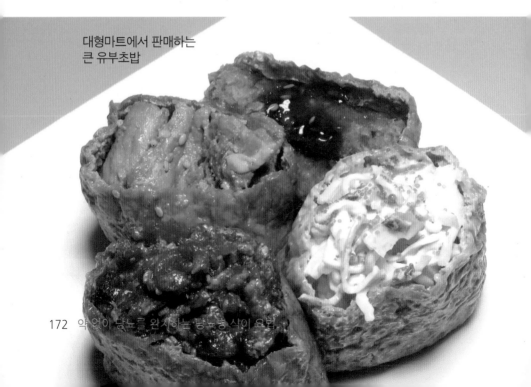

대형마트에서 판매하는
큰 유부초밥

규동

당뇨환자가 일식 규동을 먹는 방법

일본식 소고기덮밥

일본에서는 밥에 곁들여 먹는 부식을 소스와 함께 덮밥처럼 올려 먹는 것을 돈부리라고 하는데 규동은 그중 하나이다. 돈부리는 다양한 육류나 생선, 야채를 소스와 곁들여 밥에 올려 먹는다. 그중 주재료로 쇠고기, 달걀, 채소, 고춧가루 등을 조리해 덮밥으로 올린 것을 규동이라고 한다.

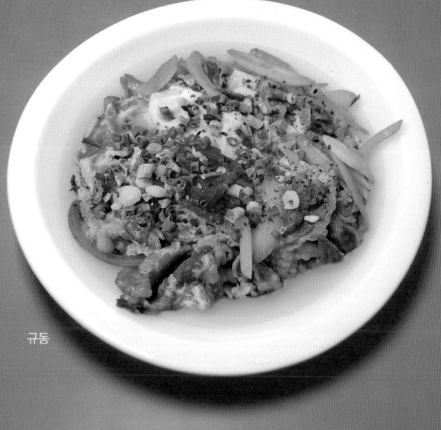

규동

규동의 당뇨식 적합성

규동은 50g 내외의 쇠고기를 양파, 생강, 피망 따위의 채소, 날달걀, 고춧가루 등을 간장 소스나 장국 따위로 조리한 후 밥에 올려 먹는다. 그 외 다른 반찬은 없기 때문에 포만감을 주기 위해 밥을 많이 담아준다. 이 때문에 당뇨식으로 먹기에는 탄수화물 함량이 높은 음식이므로 가급적 먹지 않는 것이 좋으며, 만약 먹을 경우에는 밥을 70% 정도만 먹고 나머지는 그대로 둔다.

가정에서 규동을 만들어 먹을 때는 현미나 잡곡밥으로 규동을 만들면 혈당지수를 걱정하지 않고 먹을 수 있다. 가정식 규동은 현미밥이나 잡곡밥, 또는 콩밥 1공기에 달걀을 1/2개, 쇠고기는 50g 이하를 넣고 야채는 푸짐하게 넣고 설탕의 사용은 피한다.

규동 400g
(1인분)

혈당 그래프

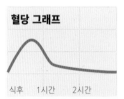

식후　1시간　2시간

칼로리 소비에 필요한 운동량

걷기	자전거	필라테스
160분	115분	185분

열량	669kcal±	일 2200kcal± 권장
탄수화물	95g	일 250~400g 권장
설탕당	1.2g±	
단백질	25g±	일 1kg 체중당 1.1g 권장
지방	21g±	일 50g± 권장
포화지방	7g±	일 15g± 권장
다불포화지방	3g±	육류 콜레스테롤이므로 몸에 나쁜 콜레스테롤이다.
불포화지방	9.5g±	
콜레스테롤	100mg±	
식이섬유	2±	일 20~25g 권장
나트륨	850mg±	일 2000mg 권장
칼륨	450mg±	일 3500mg 권장

규동의 특징과 영양 성분 백서

01. 규동의 단백질은 밥, 소고기, 달걀이 제공한다. 단백질 함량은 각각 약 6g, 16g, 5g 정도이나.

02. 규동용 쇠고기는 비계가 붙어 있는 차돌박이류가 아니라 살코기 부분으로만 준비하는 것이 당뇨인에게 좋다. 사실 당뇨인은 육류의 섭취를 피하는 것이 좋지만 규동처럼 한 끼에 50g 정도의 소고기는 가끔 먹어도 몸에 지장은 적을 것이다.

03. 규동은 우리나라의 소불고기 백반이나 불고기 전골과 거의 비슷한 음식이다. 다만 우리나라 소불고기 백반은 뚝배기 그릇에 제공되는 반면 규동은 쇠고기에 계란을 풀어 함께 제공한다.

04. 규동과 비슷한 음식으로는 가츠동 같은 장국을 적게 사용하는 덮밥류인 돈부리와 나베 같은 국물이 흥건한 덮밥류가 있다. 본질적으로 국물의 적고 많음과 국물 종류가 조금 다를 뿐 밑반찬을 덮밥처럼 맨밥 위에 올려주는 점에서 동일한 스타일의 덮밥 종류라고 해도 무방하다.

05. 중국식 덮밥은 고기나 해산물, 고기튀김을 야채와 함께 전분과 향신료를 풀어 걸쭉하게 조리한 후 맨밥에 올려준다. 걸쭉한 국물 자체가 탄수화물이므로 중국식 덮밥은 당뇨인에게 적합하지 않다. 당뇨인에겐 국물이 없는 한국식 덮밥, 밥 위에 국물을 뿌려주는 일본식 덮밥이 좋지만 덮밥 특성상 밥의 양이 많기 때문에 밥을 30%는 남기는 방식으로 섭취해 혈당지수가 올라가는 것을 막아야 한다.

당뇨 관리에 좋지 않은
가츠동(돈부리)

돈부리, 가츠동, 텐동, 오야코동

가츠동은 돈부리의 하나로 규동과 거의 같지만 쇠고기 대신 돈가스를 밥에 올리는 돈가스 덮밥류이다. 조리법도 규동과 거의 비슷하지만 규동과 달리 밥, 돈가스 튀김옷, 우동 국물의 면발까지 탄수화물이 많고, 콜레스테롤도 한층 높기 때문에 당뇨인의 식사 음식으로는 적합하지 않다. 자신이 중증 당뇨인이라면 탄수화물과 육류가 조합된 음식을 많이 먹을 경우 손발이 심하게 저릴 수도 있다. 또한 당뇨발을 가지고 있는 사람이라면 탄수화물과 육류, 튀김이 결합된 음식은 아예 먹지 않는 것이 좋다.

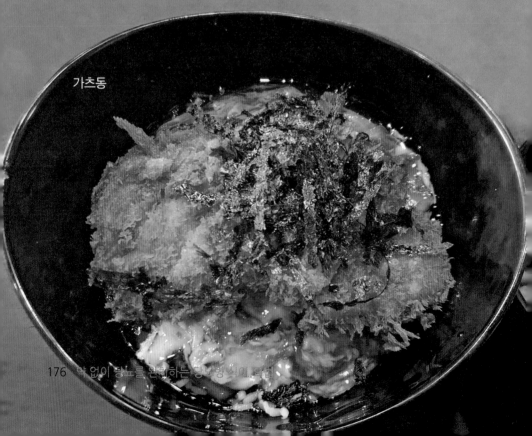

가츠동

약 없이 당뇨를 완치하는 당뇨 병 설명서

돈부리의 종류

가츠동은 큰 범주에서 돈부리의 하나이다.

돈부리는 규동과 비슷하지만 돼지고기를 덮밥으로 올린 것은 스태미너 돈부리, 닭고기를 올린 것은 오야코동, 튀김을 올린 것은 텐동, 돈가스를 올린 것은 가츠동이라고 한다. 모두 밥을 많이 담아주고 기름기가 많은 재료를 올려주는 덮밥이기 때문에 당뇨 식사로는 매우 적합하지 않다. 피치 못하게 돈부리로 식사를 할 때는 절반 정도 남기고 먹는 것이 혈당 및 혈관 관리에 좋다.

예를 들어 초기 당뇨인은 돈부리의 밥을 70% 정도만 먹고 나머지는 남긴다. 당뇨가 어느 정도 진행되어 손발저림이나 당뇨발, 당뇨성 시력장애가 있는 사람은 돈부리를 가급적 먹지 않는 것이 좋지만 마지 못해 식사를 할 때는 음식을 절반 이상 남기는 것이 좋다. 아울러 국물로 나오는 우동국의 면발도 혈당을 높이는 데 일조하므로 면발의 섭취를 피해야 한다.

가츠동 400g
(1인분)

혈당 그래프

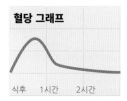

식후　1시간　2시간

칼로리 소비에 필요한 운동량

걷기	자전거	필라테스
175분	110분	190분

열량	659kcal±	일 2200kcal± 권장
탄수화물	110g	일 250~400g 권장
설탕당	20g±	
단백질	21g±	일 1kg 체중당 1.1g 권장
지방	15g±	일 50g± 권장
포화지방	4g±	일 15g± 권장
다불포화지방	3g±	밥, 튀김옷, 우동 면발을 합산하면 탄수화물이 매우 높은 음식이다.
불포화지방	7g±	
콜레스테롤	200mg±	
식이섬유	1±	일 20~25g 권장
나트륨	900mg±	일 2000mg 권장
칼륨	600mg±	일 3500mg 권장

조금씩 먹으면 나쁘지 않은
돈가스김치나베

돈가스김치나베, 돈가스김치찌개덮밥, 일본식 전골류

나베는 국물이 흥건한 냄비에 재료를 넣고 끓여 먹는 일본식 찌개 내지는 전골 또는 샤브샤브 요리이다. 요즘 인기 있는 나베는 연하게 끓인 김치찌개 국물에 돈가스와 우동 면발을 올린 돈가스김치나베이다. 밥은 작은 그릇에 별도로 제공해 준다. 탄수화물 섭취량 면에서는 가츠동에 비해 적은 편이고 김치찌개 특성상 매콤하고 시원한 국물로 인기를 얻고 있다.

돈가스김치나베

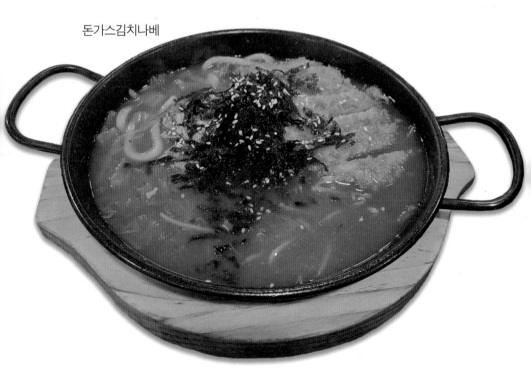

당뇨인과 돈가스김치나베

김치돈가스나베는 돈부리와 비슷한 돈가스덮밥이지만 국물이 찌개처럼 흥건한 것이 특징이다. 김치돈가스나베의 또 다른 특징은 밥이 주력인 가츠동과 달리 국물에 있는 우동 면발이 주력이고 밥은 별도로 조금 나온다. 탄수화물 함량 면에서는 가츠동에 비해 조금 적지만 국물 맛이 라면 국물과 비슷하기 때문에 나트륨 함량은 높은 음식이다.

당뇨인이라면 우동 면발은 먹지 않고 돈가스와 소량의 밥 위주로 식사를 하면 혈당을 높이지 않고도 먹을 수 있는 음식이다. 다만 당뇨 환자는 보통 혈액순환 문제나 고혈압 합병증을 가지고 있기 때문에 국물을 전부 섭취하는 것을 피하고 절반 이상 남기는 것이 좋다. 기름기 없는 국물 맛이 시원하기 때문에 무턱대고 다 먹기도 하는데 그 경우 하루 필요량이 넘는 나트륨을 섭취하게 됨을 유의한다.

손발이 심하게 저리고 당뇨발이 있는 중증 당뇨인은 탄수화물과 튀김이 결합된 이 음식을 가급적 먹지 않는 것이 좋다.

돈가스김치나베 500g
(1인분, 국물 포함)

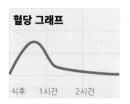

혈당 그래프

식후　1시간　2시간

칼로리 소비에 필요한 운동량

걷기	자전거	필라테스
175분	125분	185분

열량	741kcal±	일 2200kcal± 권장
탄수화물	85g	일 250~400g 권장
설탕당	9g±	
단백질	26g±	일 1kg 체중당 1.1g 권장
지방	33g±	일 50g± 권장
포화지방	5g±	일 15g± 권장
다불포화지방	-	육류 콜레스테롤이므로 몸에 나쁜 콜레스테롤이다.
불포화지방	-	
콜레스테롤	60mg±	
식이섬유	-	일 20~25g 권장
나트륨	1700mg±	일 2000mg 권장
칼륨	-	일 3500mg 권장

당뇨인과 일본식 볶음 요리
데판야끼(해물)

데판야끼, 해물철판볶음, 불고기철판볶음, 식사, 술안주

　야끼는 불에 구워 먹는 것을 말하는데 보통은 철판 위에서 주재료를 야채와 섞어 볶아 먹는다. 철판에 투입하는 야채는 양파부터 청경채, 숙주나물 등 다양하게 많이 있다. 중국식 덮밥은 걸죽한 국물이 특징이지만 데판야끼는 국물 없이 각종 재료를 볶아내고 밥이나 우동을 볶은 재료와 같이 내준다. 당뇨인도 먹을 수는 있지만 볶음식 데판야끼는 기름기가 많으므로 가급적 섭취를 피하는 것이 좋다.

데판야끼
(해물)

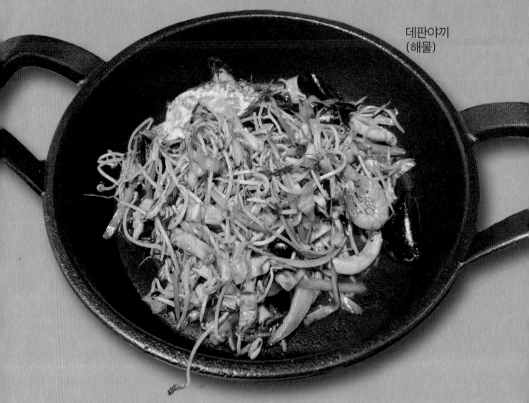

데판야끼 잘 먹는 법

데판야끼는 크게 육류, 해물, 야채를 주재료로 한 철판볶음 스타일과 우동을 재료로 한 야끼우동, 만두를 재료로 한 야끼만두가 있다. 당뇨인이라면 육류 지방을 피하기 위해 소, 닭고기 철판볶음 대신 해물 철판볶음을 선택하는 것이 좋다. 데판야끼는 음식점에 따라 다르겠지만 대부분 콩기름으로 볶을 것이고, 기름기가 흥건한 경우가 많으므로, 당뇨인에게 좋은 식사는 아니다. 조금 더 건강한 철판볶음을 즐기려면 카놀라유나 올리브유로 해물을 볶을 것을 추천한다.

밥과 우동 중 하나를 선택할 수 있을 때는 당뇨인은 밥을 선택하는 것이 좋다. 가정에서는 잡곡밥을 준비해 먹고, 음식점에서는 제공되는 밥은 절반만 섭취하도록 노력한다. 우동 같은 밀가루 음식은 식후 혈당 상승을 빠르게 하므로 가급적 섭취하지 않도록 한다.

참고로, 데판야끼는 기름기가 많은 고지방 볶음 요리이기 때문에 당뇨인의 혈관 관리에 적합한 식사는 아니다.

데판야끼 400g
(1인분, 밥 포함)

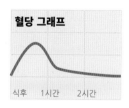

혈당 그래프

식후　1시간　2시간

칼로리 소비에 필요한 운동량

걷기	자전거	필라테스
175분	125분	185분

열량	630kcal±	일 2200kcal± 권장
탄수화물	50g	일 250~400g 권장
설탕당	3g±	
단백질	40g±	일 1kg 체중당 1.1g 권장
지방	30g±	일 50g± 권장
포화지방	–	일 15g± 권장
다불포화지방	–	생각보다 식용유를
불포화지방	–	많이 사용해 조리한다.
콜레스테롤	–	
식이섬유	–	일 20~25g 권장
나트륨	1300mg±	일 2000mg 권장
칼륨	–	일 3500mg 권장

Part 4.
당뇨인을 위한
육류
찾아먹기

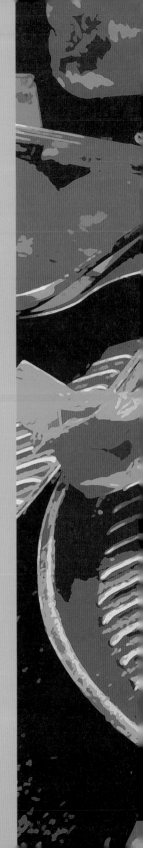

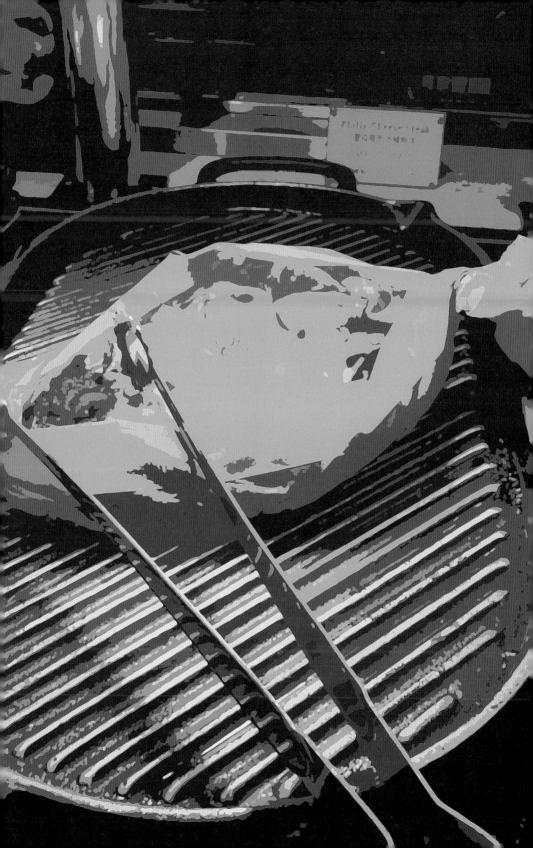

당뇨인은 섭취를 피해야 하는
삼겹살, 돼지고기스테이크

삼겹살, 스테이크, 덮밥, 술안주

당뇨가 점점 악화되면 몸의 모세혈관 쪽에서 피의 흐름이 불량해진다. 이로 인해 손발저림, 당뇨발, 시력장애, 두통이 발생하고 심하면 뇌졸중, 손발마비가 발생한다. 그렇기 때문에 당뇨 진단을 받은 순간부터는 혈관이 악화되는 식사는 전부 금지해야 한다. 당뇨가 있다는 진단이 나오면 혈관의 최전선인 모세혈관이 무너지고 있다는 뜻이기 때문이다. 외적으로는 표시가 나지 않기 때문에 몸 속이 무너진 것을 사람들은 모른다. 당뇨약을 복용하면 더 건강해진 것 같은 느낌도 들지만 천만의 말씀이다. 식생활을 당뇨 방어 체제로 바꾸지 않으면 어느날 한순간 둑이 무너지듯 건강이 한꺼번에 무너진다.

당뇨인이라면 건강이 무너지는 것을 예방하기 위해 최우선으로 해야 할 일이 있는데 그것은 동맥경화 같은 혈관 질환 예방이다. 이를 위해 피해야 할 음식은 포화지방이 많은 삼겹살 같은 붉은색 고기들이다.

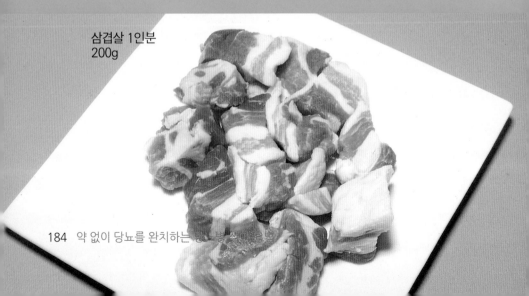

삼겹살 1인분
200g

당뇨인이 돼지고기 먹는 방법

당뇨가 점점 심해지는 사람은 어느날 별안간 둑이 무너지듯 손발 저림, 당뇨발, 당뇨성 시력장애, 당뇨성 두통이 나타나는데 이 4가지 증상이 한 번에 생기는 경우도 있다. 처음 당뇨 처방을 받은 뒤 당뇨약을 먹으면 몸에 이상이 없기 때문에 식사량에 변화를 주지 않는다. 항상 먹던 식으로 배고프면 라면에 밥을 말아 먹기도 하고 고깃집도 평소처럼 다닌다. 당뇨약으로 인해 혈당지수가 안정적으로 관리되니까 당뇨를 약으로 치료되는 병으로 생각한다.

그런데 천만의 말씀이다. 당뇨가 약으로 치료되는 병이라면 국내에 당뇨인이 500만 명이나 있을 리가 없기 때문이다. 당뇨는 옳지 않은 식생활이 계속될 때 별안간 제방의 둑이 터지듯 증세가 나타난다. 손발저림, 당뇨발, 시력장애, 원인을 알 수 없는 두통이 시작되면 이때부터는 당뇨약으로는 해결되지 않기 때문에 평생 당뇨를 몸에 지고 사는 당뇨인이 되는 것이다. 간단히 말해 재래시장에서 골골대면서 장사하는 50~60대 아주머니를 본 적이 있을 것이다. 당뇨가 심화되어 모세혈관이 죽어가니 골골대는 몸 상태로 변한 것이다.

외적으로는 신체의 변화가 없지만 몸속은 수도관이 막혀 물이 흐르지 않는 것처럼 혈액이 제대로 순환하지 않는데 그 첫번째가 모세혈관부터 시작한다. 당뇨발이 심화되면 항상 발이 얼얼하고 저리며 춥고 무감각해서 통나무처럼 남의 발처럼 여겨지는데 이 증상이 심화되면 정신을 차릴 수 없게 발이 화덕에 들어 있는 것처럼 추우면서도 불타오르듯 쑤신다. 당연히 밤에 잠을 못 자기 때문에 뜬눈으로 울면서 보내게 된다. 평생 이렇게 살아야 하는데 그런 당뇨발을 치료할 수 있는 약이 있을까? 아직은 없다. 그래서 혈관 관리를 시작하는 것이다.

돼지고기와 소고기는 육질이 붉은색이기 때문에 붉은살 고기 내지는 적색육이라고 말한다. 이들 적색육은 대부분 혈관을 막히게 하는 포화지방과 콜레스테롤을 잔뜩 함유하고 있다. 삼겹살을 굽고 나면 하얗게 마르는 고체 기름이 있는데 그것이 포화지방이다. 몸에 들어가면 고체처럼 굳으면서 작은 혈관 계통부터 막는 것이다.

돼지고기는 고단백이기 때문에 몸 보신에 좋은 음식이지만 동물성 포화지방 함량이 높으므로 혈관 질환을 일으킨다. 그래서 돼지고기를 섭취할 때는 가급적 비계가 아닌 살코기를 섭취해야 하며, 당뇨인은 아예 돼지고기 자체를 섭취하지 않는 것이 좋다.

어쩔 수 없이 삼겹살을 먹어야 할 상황이라면 살코기 위주로 50g 이하를 먹되 반드시 들기름이나 참기름에 찍어 먹어야 한다. 정 돼지고기가 먹고 싶으면 수육으로 삶은 뒤 살코기 위주로 먹는 것이 좋다. 장시간 삶으면서 지방 성분을 쭉 빼도 돼지고기에는 여전히 지방이 50% 정도 남아 있다. 수육도 혈관에 좋은 음식이라고는 할 수 없다.

삼겹살구이 200g
(1인분, 소금장 포함, 밥 별도)

혈당 그래프

식후　1시간　2시간

칼로리 소비에 필요한 운동량

걷기	자전거	필라테스
175분	110분	185분

열량	660kcal±	일 2200kcal± 권장
탄수화물	1g±	일 250~400g 권장
설탕당	0g±	
단백질	34g±	일 1kg 체중당 1.1g 권장
지방	56g±	일 50g± 권장
포화지방	20g±	일 15g± 권장
다불포화지방	6.2g±	삼겹살 1인분의 포화지방은 1일 권장량을 초과한다.
불포화지방	25g±	
콜레스테롤	121mg±	
식이섬유	0g	일 20~25g 권장
나트륨	2000mg±	일 2000mg 권장
칼륨	540mg±	일 3500mg 권장

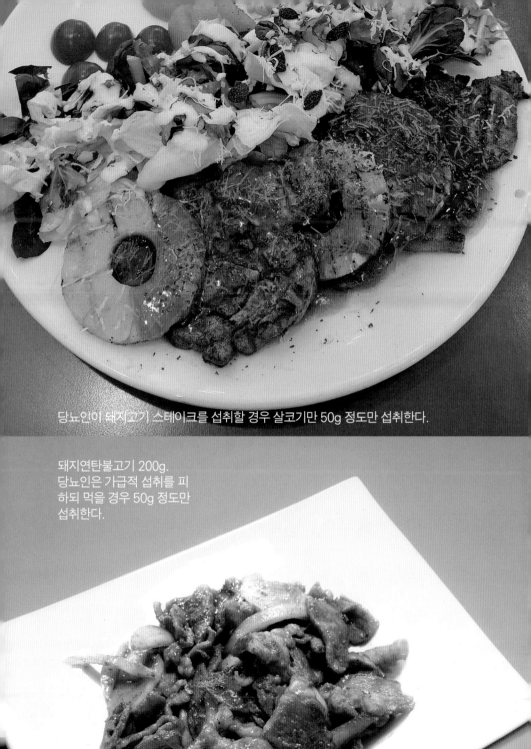

당뇨인이 돼지고기 스테이크를 섭취할 경우 살코기만 50g 정도만 섭취한다.

돼지연탄불고기 200g.
당뇨인은 가급적 섭취를 피
하되 먹을 경우 50g 정도만
섭취한다.

술안주로 흔히 먹는
제육볶음, 간장불고기

제육볶음, 제육낙지볶음, 식사, 술안주

제육볶음은 돼지고기 고추장 볶음을 말한다. 이때 제육은 돼지 저(豬)의 옛 발음인 '뎨'가 '제'로 변한 것이고, 육(肉)은 말그대로 고기 육자이므로 돼지고기를 뜻하는 고어가 변하여 제육이 된 것이다.

제육볶음은 보통 돼지고기의 다리살 부위를 고추장으로 매콤하게 버무린 후 볶은 것이고, 간장불고기는 고추장 대신 간장을 사용한 것을 말한다.

제육볶음 (2인분)

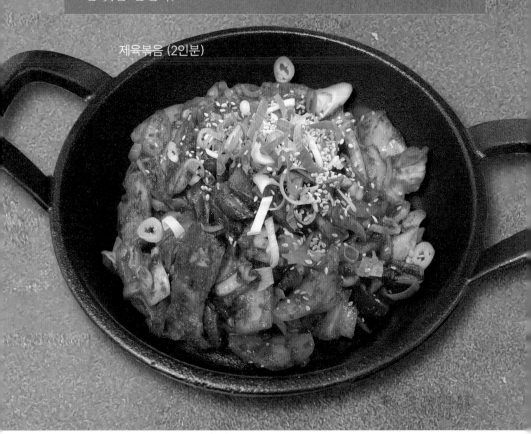

당뇨인과 제육볶음, 돼지간장불고기

　제육볶음은 삼겹살에 비해 비계가 적은 부위이지만 역시 비계가 있고 두터운 껍질이 붙어 있는 경우도 있다. 삼겹살과 다른 점은 고추장으로 버무릴 때 내파, 마늘, 양파 등의 채소를 넣기 때문에 지방 함량이 줄어든다. 삼겹살에 비해서는 지방이 적지만 설탕으로 맛을 내기 때문에 일정 수준의 탄수화물이 들어 있다.

　당뇨인은 동물성 지방의 섭취를 피해야 하므로 제육볶음 역시 당뇨인의 식사로는 적합하지 않다.

제육볶음 200g
(1인분, 밥 별도)

혈당 그래프

식후　1시간　2시간

칼로리 소비에 필요한 운동량

걷기	자전거	필라테스
85분	60분	95분

열량	348kcal±	일 2200kcal± 권장
탄수화물	20g±	일 250~400g 권장
설탕당	3.8g±	
단백질	22g±	일 1kg 체중당 1.1g 권장
지방	20g±	일 50g± 권장
포화지방	6g±	일 15g± 권장
다불포화지방	4.1g±	삼겹살에 비해 포화지방 함량이 적다.
불포화지방	7.5g±	
콜레스테롤	64mg±	
식이섬유	8.8g	일 20~25g 권장
나트륨	500mg±	일 2000mg 권장
칼륨	890mg±	일 3500mg 권장

제육볶음 백반 한 상 칼로리
(당뇨인은 제육볶음과 밥을 절반만 섭취해야 하며, 당뇨가 심한 사람은 동물성 지방과 탄수화물을 결합해 섭취하는 것 자체를 피해야 한다.)

메뉴 이름	제육 칼로리	반찬 칼로리	밥 칼로리	합계 칼로리
제육볶음 백반	348kcal (200g)	70~200 kcal	300kcal (1공기)	718~848kcal (국물 50kcal 별도)

술 안주로 흔히 먹는
돼지족발

족발, 냉채, 보쌈, 술안주

돼지 발을 간장과 마늘, 생강, 대파, 양파, 설탕, 후추, 소주 등을 넣어서 익히면서 기름기와 족발 냄새를 쭉 빼고 조리한 요리이다. 완전히 익힌 족발은 얇은 편육으로 잘라서 세우젓에 찍어 먹는다.

쫄깃한 식감에 햄 비슷한 구수한 고기 향이 나기 때문에 좋아하는 사람들은 술안주로 즐겨 먹게 된다.

돼지족발 (훈제)

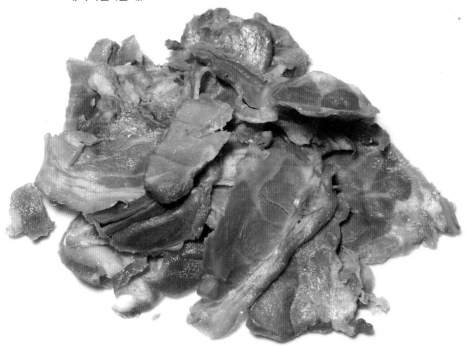

당뇨인과 족발

돼지족발은 돼지 다리살이므로 제육볶음으로 흔히 먹는 돼지 앞다리살이나 뒷다리살과 비슷한 맛을 제공한다. 다만 각종 향신료를 넣어 끓는 물에 푹 삶았기 때문에 지방 성분은 삼겹살에 비해 석은 편이지만 단백질은 풍부하다.

족발을 좋아하는 사람들은 일반적으로 지방이 더 남아 있는 앞다리살 족발을 좋아한다. 요즘은 삶은 족발에 매운 양념을 발라 구운 불족발 등 다양한 요리로 개발되고 있다.

돼지족발은 설사 기름기를 쭉 뺐다고 해도 지방 성분이 여전히 많기 때문에 동물성 지방의 섭취를 피해야 하는 당뇨인에게는 적합하지 않은 식품이다.

그러나 돼지족발은 고단백 식품이자 삼결살에 비해서는 포화지방이 적기 때문에 돼지고기에서 파생된 육류 중에서는 제일 건강에 유익한 편이다.

돼지족발 200g
(1인분, 밥 별도)

혈당 그래프

식후　1시간　2시간

칼로리 소비에 필요한 운동량

걷기	자전거	필라테스
120분	80분	135분

열량	473kcal±	일 2200kcal± 권장
탄수화물	4g±	일 250~400g 권장
설탕당	4±	
단백질	58g±	일 1kg 체중당 1.1g 권장
지방	28g±	일 50g± 권장
포화지방	8g±	일 15g± 권장
다불포화지방	–	삼겹살에 비해 포화지방 함량이 적다.
불포화지방	–	
콜레스테롤	200mg±	
식이섬유	–	일 20~25g 권장
나트륨	700mg±	일 2000mg 권장
칼륨	–	일 3500mg 권장

당뇨인이 소고기 먹는 방법 공부하기
소불고기

소불고기, 뚝배기불고기, 소고기전골, 식사, 술안주

주로 소고기의 목심 부위를 간장과 마늘, 양파, 고추, 당면과 함께 버무린 후 볶아 먹거나 약간 국물을 넣어 뚝배기불고기로 먹는다. 돼지고기에 비해 단백질 함량은 높고 지방 함량이 낮다. 콜레스테롤이 많지만 비타민 B3과 아연이 많이 함유되어 있어 살코기 위주로 생강과 같이 섭취하면 혈행개선에 도움이 될 수도 있지만 당뇨인이라면 섭취를 피하는 것이 좋다.

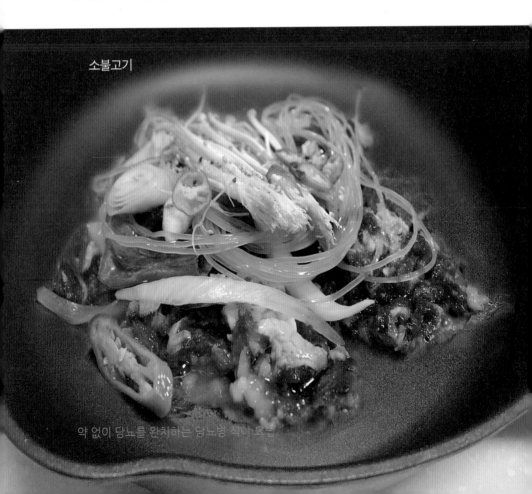

소불고기

약 없이 당뇨를 완치하는 당뇨병 식이요법

당뇨인을 위한 소불고기

소고기 간장불고기는 간장으로 잴 때 설탕 등의 각종 감미료를 넣게 된다. 이 때문에 단짠맛 불고기가 나오기 때문에 예로부터 인기 만점이었지만 당뇨인에겐 소불고기의 단맛이 식후 혈당을 올린다.

한편 소고기는 돼지고기에 비해 맛있기 때문에 예로부터 돼지고기보다 고급 고기로 쳐주었지만 콜레스테롤 함량은 소고기가 돼지고기에 비해 10% 정도 더 많다. 가정에서 만약 소고기를 먹고 싶다면 쇠기름 성분인 마블링이 없거나 적은 2등급 소고기를 선택해야 한다. 또한 불고기로 잴 때 설탕의 사용을 자제하는데 그럴 경우 양념 맛이 나빠진다.

이런 경우 칼로리 제로의 설탕 대용품인 스테비아로 단맛을 낸다. 아울러 살코기 위주로 먹되 살코기에도 5% 이상의 쇠기름이 남아 있으므로 생강과 같이 조리한다. 당뇨인의 쇠고기 섭취량은 살코기 위주로 50g 이하가 적합하지만 쇠고기 섭취 후 손발저림 같은 당뇨 증세가 심화되면 아예 먹지 않는 것이 좋다.

소불고기 200g
(1인분, 밥 별도)

혈당 그래프

식후   1시간   2시간

칼로리 소비에 필요한 운동량

걷기	자전거	필라테스
75분	50분	85분

열량	306kcal±	일 2200kcal± 권장
탄수화물	10g±	일 250~400g 권장
설탕당	5±	
단백질	35g±	일 1kg 체중당 1.1g 권장
지방	14g±	일 50g± 권장
포화지방	3.5g±	일 15g± 권장
다불포화지방	3.6g±	삼겹살에 비해 포화지방 함량이 적다.
불포화지방	5.5g±	
콜레스테롤	160mg±	
식이섬유	3.6g±	일 20~25g 권장
나트륨	400mg±	일 2000mg 권장
칼륨	600mg±	일 3500mg 권장

당뇨인이 소고기 스테이크 먹는 방법
소고기 스테이크

스테이크, 식사, 술안주

소고기 스테이크는 소의 등심, 안심, 치맛살 따위를 통으로 구운 것을 말한다. 고급 양식집에서 돈가스 대신 취급하는 메뉴가 순살코기 스테이크이다. 밥을 먹지 않고 고기로만 배를 채울 수 있기 때문에 당뇨식으로 좋아 보이지만 혈관 질환을 예방하기 위해 동물성 지방의 섭취를 자제해야 하는 당뇨인에게는 적합한 음식은 아니다. 당뇨인에겐 적합하지 않은 음식이므로 섭취할 경우 소량만 섭취한다.

소고기 스테이크

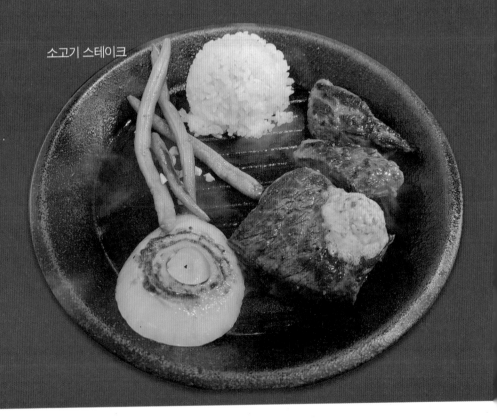

당뇨와 스테이크

직장 생활이나 모임, 남녀 데이트를 하다 보면 어쩔수 없이 육류 스테이크를 먹게 되기도 한다. 그럴 경우 채소와 스테이크를 같이 섭취하되 붉은살 육류는 50g 정도만 먹는 것이 좋다. 물론 소고기나 돼지고기 같은 붉은색 살코기는 직접적으로 혈당을 높이지는 않는다. 다만 붉은살 육류는 당뇨를 악화시키고 혈관 질환을 야기할 중성지방 성분이 많다. 이때문에 적어도 당뇨인이라면 붉은살 육류를 적게 먹거나 안 먹는 것이 정답이라는 것이다.

하지만 스테이크가 먹고 싶을 경우에, 가정집에서는 들기름이나 참기름 혹은 카놀라유를 준비한다. 스테이크를 구울 때 들기름이나 참기름 혹은 카놀라유를 몇 방울 넣어준다.

소고기의 콜레스테롤은 혈관에 쌓여 혈관을 막는 나쁜 콜레스테롤인데, 이들 식용 기름에 함유된 '피토스테롤' 성분은 혈관을 녹여 뚫어주는 기능이 있다. 서두에서도 말했듯 붉은살 고기는 혈관 질환을 심화시키므로 과식은 피해야 한다.

스테이크 100g
(1인분, 살코기 부분만)

혈당 그래프

| 식후 | 1시간 | 2시간 |

칼로리 소비에 필요한 운동량

걷기	자전거	필라테스
45분	30분	55분

열량	180kcal±	일 2200kcal± 권장
탄수화물	0g	일 250~400g 권장
설탕당	0g	
단백질	30g±	일 1kg 체중당 1.1g 권장
지방	6.6g±	일 50g± 권장
포화지방	2.5g±	일 15g± 권장
다불포화지방	0.4g±	몸에 나쁜 포화지방 비율이 높다.
불포화지방	2.5g±	
콜레스테롤	68mg±	
식이섬유	0g	일 20~25g 권장
나트륨	370mg±	일 2000mg 권장
칼륨	340mg±	일 3500mg 권장

당뇨인과 샤브샤브
샤브샤브

소고기샤브샤브, 칼국수샤브샤브, 해물샤브샤브, 식사, 술안주

당뇨인은 육류를 자제해야 하지만 샤브샤브는 그나마 당뇨인도 가끔 고기가 먹고 싶을 때 먹을 수 있는 음식 중 하나이다. 일단 설탕을 가미하지 않기 때문에 설탕으로 맛을 내는 불고기와 달리 당뇨인에게 적합하다. 다만 샤브샤브를 먹을 때는 차돌배기처럼 쇠기름에 해당하는 비계가 붙어 있으면 섭취를 피하고 살코기만 먹는 것이 좋다. 고기의 섭취량은 50g 정도로 제한하고 설탕이 함유된 간장 소스는 피하고 겨자맛 간장이나 참기름, 들기름장에 찍어 먹는다.

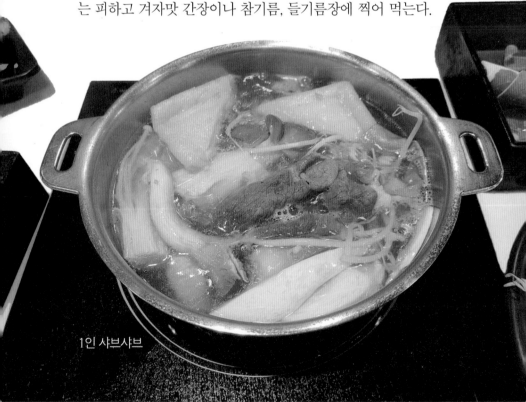

1인 샤브샤브

당뇨인이 먹을 수 있는 샤브샤브

당뇨인도 먹을 수 있는 샤브샤브는 소고기보다는 해물 샤브샤브이다. 칼국수가 주종인 칼국수 샤브샤브는 칼국수가 혈당을 빨리 올리는 밀가루 음식이므로 피해야 할 음식이다.

소고기 샤브샤브를 섭취할 때는 국물에 쇠기름이 둥둥 떠다니는데 이것은 상온에서 고체로 굳는 기름이므로 반드시 섭취를 피해야 한다. 당뇨인이라면 아무래도 소고기보다는 해물 샤브샤브가 적합할 것이다.

샤브샤브 400g
(소고기 100g 포함, 밥 별도)

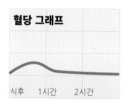

혈당 그래프

식후　1시간　2시간

칼로리 소비에 필요한 운동량

걷기	자전거	필라테스
95분	65분	105분

열량	372kcal±	일 2200kcal± 권장
탄수화물	27g	일 250~400g 권장
설탕당	11g	
단백질	30g±	일 1kg 체중당 1.1g 권장
지방	16g±	일 50g± 권장
포화지방	8g±	일 15g± 권장
다불포화지방	-	쇠기름은 포화지방이 많으므로 국물 섭취는 자제한다.
불포화지방	-	
콜레스테롤	70mg±	
식이섬유	-	일 20~25g 권장
나트륨	1500mg±	일 2000mg 권장
칼륨	-	일 3500mg 권장

샤브샤브 한 상의 영양가 (밥 포함 1인분 한 상, 약 700~800kcal)

식재료명	영양 기대치
소고기	단백질 섭취에 의한 기력 충전에 좋다.
숙주나물	칼로리가 낮지만 포만감을 주고 숙취해소, 변비, 해독에 좋다.
배추	항암 유효성분이 함유되어 있고 변비, 다이어트에 좋다.
버섯	혈당 조절, 노화 예방, 변비에 좋고 콜레스테롤을 줄여준다.

당뇨인과 밀푀유
밀푀유(나베)

밀푀유(나베), 식사, 술안주

밀푀유는 몽골 방식의 샤브샤브를 일본식으로 만든 일본 방식의 샤브샤브이다. 우리나라로 치면 전골 요리의 하나이지만 육류보다는 야채 위주로 먹는 식사이다.

주재료는 배추와 쇠고기이므로 배추로 배를 채우는 음식이라고 생각하면 된다. 끓이다 보면 국물에 기름이 둥둥 떠다니는데 전부 혈관에서 쌓이는 쇠기름이므로 국물 섭취는 자제한다.

밀푀유에도 우동 면발이 옵션으로 들어 있는 경우가 있는데 당뇨인이라면 가급적 면발의 섭취는 자제한다.

밀푀유

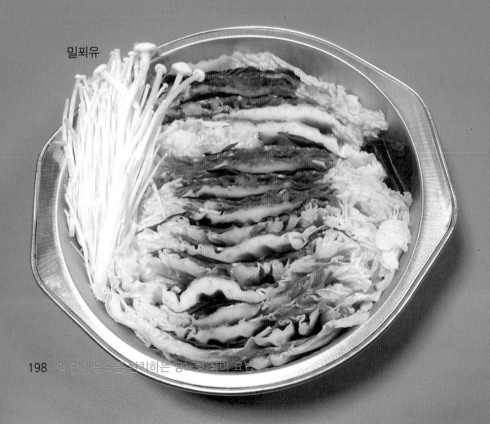

당뇨인이 먹을 수 있는 밀푀유

밀푀유는 소고기 샤브샤브의 일종으로 야채 대신 배추를 사용하는 배추국 비슷한 국물 요리이다. 기본 탄수화물 함량이 높은 이유는 설탕이 1T 이상 들어 있는 소스 때문이다. 그러므로 소스를 적게 넣고 밥은 반 공기 이하로 제한하면 당뇨인도 가끔 고기가 먹고 싶을 때 먹어 볼 만한 식사이다. 국물에 둥둥 떠다니는 쇠기름은 전부 포화지방이다. 그러므로 쇠고기에 붙어 있는 비계와 국물의 섭취는 자제한다.

밀푀유 550g
(쇠고기 100g, 밥 별도)

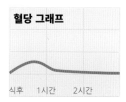

혈당 그래프

식후　1시간　2시간

칼로리 소비에 필요한 운동량

걷기	자전거	필라테스
95분	65분	105분

열량	380kcal±	일 2200kcal± 권장
탄수화물	33g	일 250~400g 권장
설탕당	29g	
단백질	31g±	일 1kg 체중당 1.1g 권장
지방	15g±	일 50g± 권장
포화지방	5g±	일 15g± 권장
다불포화지방	–	쇠기름은 포화지방이 많으므로 국물의 섭취는 자제한다.
불포화지방	–	
콜레스테롤	50mg±	
식이섬유	5.5g±	일 20~25g 권장
나트륨	2000mg±	일 2000mg 권장
칼륨	250g±	일 3500mg 권장

우동사리 1인분의 영양 성분 (1봉지 230g)

우동사리 1인분(230g)의 영양소	
열량	360kcal
탄수화물	68g
단백질	9g
지방	9g (포화지방 1.4g)

우동 면발 1인분은 밥 한 공기에 해당하는 칼로리를 제공하지만 섭취 후 바로 소화되어 혈당을 높이는 GI지수가 높은 식품이다. 밀가루 음식처럼 바로 혈당으로 전환되는 식품은 한두 시간 뒤 다시 배고픔을 느끼게 하므로 섭취를 피해야 하는 음식이다.

당뇨인과 닭 요리

GI 45

닭, 찜닭, 삼계탕, 프라이드치킨, 가슴살 요리

　닭은 전세계 어디서든 돼지고기나 소고기에 비해 저렴하기 때문에 사람들이 즐겨 먹는 고기이다. 적색육인 소고기나 돼지고기와 달리 닭고기는 고기의 색이 흰색이기 때문에 백색육이라고 불린다. 예전에는 적색육은 혈관에 나쁘고 닭이나 생선 같은 백색육은 혈관에 나쁘지 않다고 알려져 있지만 사실 닭은 당뇨인의 혈관에 좋지 않은 영향을 줄 수도 있는 고기이다. 특히 닭껍질은 지방 함량이 매우 높기 때문에 맛이 고소하다 해도 당뇨인은 먹지 말아야 한다.

백숙용 닭

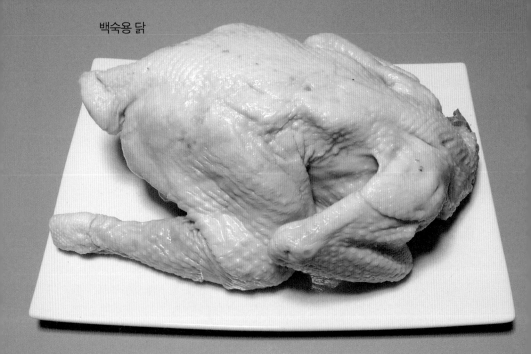

당뇨인이 닭 요리 먹는 방법

당뇨인이 닭고기를 먹으려면 껍질을 제외한 살코기를 먹되 튀김, 갈비, 조림, 찜 방식이 아닌 구이로 먹는 것이 좋다. 튀김의 대표적인 예는 프라이드치킨인데 이 음식은 당뇨인의 혈관을 악화시킬 확률이 높다. 닭갈비나 찜닭류는 설탕은 물론 당면과 감자 같은 탄수화물이 많으므로 당뇨인이라면 피해야 할 음식이다. 장작불 통닭구이는 기름기를 어느 정도 빼내는 방식으로 조리하므로 당뇨인도 먹을 수는 있지만 100g 이하만 섭취하는 것이 좋다.

백숙과 삼계탕은 부재료가 쌀이므로 탄수화물 함량이 높을 것 같지만 탄수화물 함량은 낮은 편이다. 하지만 삼계탕을 보면 기름기가 둥둥 떠다니는 것이 보일 정도로 지방 성분이 높기 때문에 당뇨인에게는 적합하지 않은 음식이다.

가정에서 지방 성분이 없는 삼계탕을 끓이려면 닭 껍질, 지방, 날개 끝을 전부 제거한 뒤 끓이면 닭의 지방을 절반 이상 걸러낼 수 있다.

삼계탕 800g
(1인분, 작은 것 한 마리)

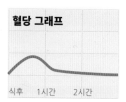

혈당 그래프

식후   1시간   2시간

칼로리 소비에 필요한 운동량

걷기	자전거	필라테스
95분	65분	105분

열량	644kcal±	일 2200kcal± 권장
탄수화물	30g	일 250~400g 권장
설탕당	5g	
단백질	50g±	일 1kg 체중당 1.1g 권장
지방	36g±	일 50g± 권장
포화지방	9g±	일 15g± 권장
다불포화지방	–	삼계탕은 포화지방이 많으므로 국물의 섭취는 자제한다.
불포화지방	–	
콜레스테롤	220mg±	
식이섬유	1g±	일 20~25g 권장
나트륨	1200mg±	일 2000mg 권장
칼륨	500g±	일 3500mg 권장

포화지방을 제거하며 닭고기 먹기
직화통닭구이, 전기구이

통닭구이, 오븐구이, 통나무장작구이, 직화구이, 전기구이

당뇨인의 혈관에는 닭 요리가 적합한 음식은 아니지만 장작구이
나 전기구이, 오븐구이 등의 통닭구이는 가끔 먹을 수는 있다. 1회 섭
취하는 분량은 50~100g으로 한정한다. 껍질은 먹지 않고 살코기 위
주로 섭취한다. 그럴 경우 지방의 섭취는 피할 수 있지만 닭고기 콜
레스테롤은 여전히 같이 섭취하게 되므로 참기름이나 들기름을 살
짝 찍어 먹는다.

간장소스
통닭구이

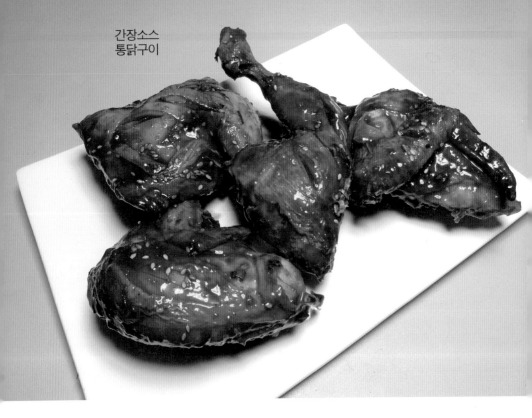

당뇨인의 닭갈비 조리 방법

　닭갈비는 닭의 지방 부위도 같이 굽기 때문에 콜레스테롤 성분도 많고 칼로리도 높다. 당뇨인이라면 혈관 관리를 위해 섭취를 피해야 하지만 보통 참기름 양념을 하기 때문에 100g 정도는 섭취해도 무방해 보인다. 닭갈비에 들어 있는 떡볶이 떡이나 당면의 섭취는 피한다.

닭갈비 300g
(1인분, 밥 별도)

혈당 그래프

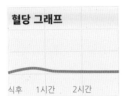

식후　1시간　2시간

칼로리 소비에 필요한 운동량

걷기	자전거	필라테스
145분	**95분**	**160분**

열량	580kcal±	일 2200kcal± 권장
탄수화물	43g±	일 250~400g 권장
설탕당	3g±	
단백질	40g±	일 1kg 체중당 1.1g 권장
지방	23g±	일 50g± 권장
포화지방	7g±	일 15g± 권장
다불포화지방	0.2g±	닭갈비를 만들 때 포화지방 덩어리인 비계는 떼어버린다.
불포화지방	6g±	
콜레스테롤	164mg±	
식이섬유	3.5g±	일 20~25g 권장
나트륨	500mg±	일 2000mg 권장
칼륨	600g±	일 3500mg 권장

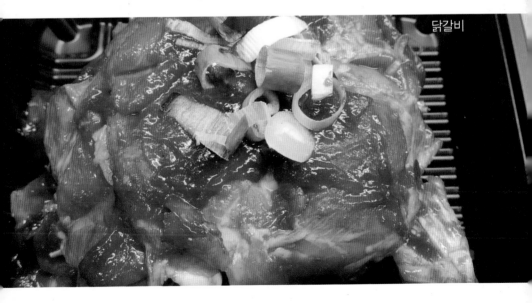

닭갈비

단백질 식사로 흔히 먹는
닭가슴살

닭가슴살, 훈제닭가슴살, 허브닭가슴살, 닭가슴살샐러드

다이어트 식사 내지는 단백질 식사로 흔히 먹는 닭가슴살은 당뇨인의 식단에 넣을 수도 있는 식품이지만 생각보다 콜레스테롤 함량이 높으므로 적당히 먹는 것이 좋다.

닭가슴살을 당뇨식으로 먹으려면 아무런 소스 없이 구운 뒤 물에 간장을 연하게 혼합한 후 그것에 들기름 또는 참기름을 첨가한 간장 소스에 찍어 먹는다. 들기름과 참기름은 HDL 콜레스테롤을 활성화시키는 성분이 많으므로 닭가슴살의 콜레스테롤을 조금은 상쇄해 준다. 물론 들기름과 참기름이 혈행개선에 좋은 기름이라도 해도 포화지방도 같이 함유하고 있으므로 적량만 섭취해야 한다.

닭가슴살
(훈제)

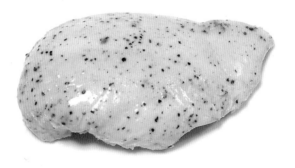

당뇨인이 닭가슴살을 잘 먹는 방법

당뇨인이 닭가슴살을 잘 먹으려면 일반적으로 야채 샐러드와 함께 섭취하는 것이 좋다. 이때 기름 소스는 참기름, 들기름, 올리브유를 사용한다. 이들 기름 모두 혈행개선에 도움되는 성분이 함유되어 있는데 이중 참기름과 들기름에 가장 많이 함유되어 있다.

닭가슴살 100g
(1인분)

혈당 그래프

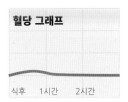

식후　1시간　2시간

칼로리 소비에 필요한 운동량

걷기	자전거	필라테스
30분	20분	40분

열량	109kcal±	일 2200kcal± 권장
탄수화물	0g	일 250~400g 권장
설탕당	0g	
단백질	23g±	일 1kg 체중당 1.1g 권장
지방	1.2g±	일 50g± 권장
포화지방	0.3g±	일 15g± 권장
다불포화지방	0.3g±	지방 성분은 적지만 콜레스테롤을 함유하고 있다.
불포화지방	0.3g±	
콜레스테롤	58mg±	
식이섬유	0g	일 20~25g 권장
나트륨	65mg±	일 2000mg 권장
칼륨	250g±	일 3500mg 권장

닭가슴살샐러드 200g
(1인분, 닭가슴살 40g 기준)

혈당 그래프

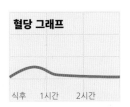

식후　1시간　2시간

칼로리 소비에 필요한 운동량

걷기	자전거	필라테스
35분	25분	45분

열량	140kcal±	일 2200kcal± 권장
탄수화물	20g±	일 250~400g 권장
설탕당	10g±	
단백질	14g±	일 1kg 체중당 1.1g 권장
지방	6g±	일 50g± 권장
포화지방	1g±	일 15g± 권장
다불포화지방	–	소스에 식용유 콜레스테롤과 설탕이 함유되어 있다.
불포화지방	–	
콜레스테롤	120mg±	
식이섬유	3.5g±	일 20~25g 권장
나트륨	580mg±	일 2000mg 권장
칼륨	600g±	일 3500mg 권장

길에서 먹는 간식 요리
닭꼬치와 떡꼬치

닭꼬치, 떡꼬치, 간식, 술안주

요즘은 닭꼬치가 번화가에서는 3천 원이 넘는 시대이지만 여전히 배고픈 젊은이들에게 인기만점의 간식이다.

당뇨인은 단백질 섭취 목적으로 닭꼬치를 먹을 수는 있지만 1회에 1개 정도만 먹는다. 닭고기 사이에 가래떡이 꽂혀 있는 떡꼬치는 혈당을 높일 확률이 있으므로 섭취를 피한다.

닭꼬치구이

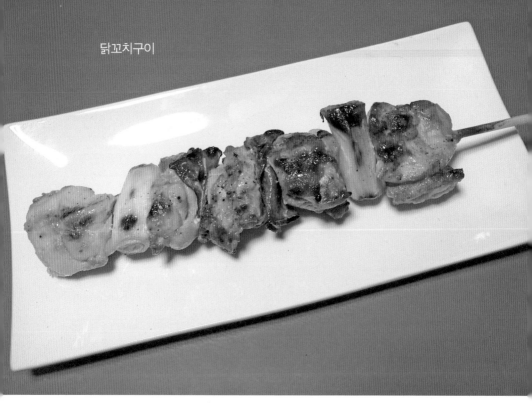

당뇨인의 닭꼬치 먹기

당뇨인은 단백질 보충 목적으로 닭꼬치를 먹을 수 있다. 다만 닭꼬치를 먹을 때 배를 채우려고 떡꼬치나 떡볶이 또는 야채튀김을 같이 먹기도 하는데 그럴 경우 혈당을 올릴 수 있으므로 탄수화물인 떡꼬치, 떡볶이, 튀김을 많이 먹지 않도록 주의한다.

닭꼬치는 고기 양이 닭가슴살에 비해 적지만 간장 양념이나 고추장 양념에 식용유와 설탕이 들어가므로 닭가슴살에 비해 칼로리는 높은 편이다. 일반적으로 간장 닭꼬치가 고추장 닭꼬치에 비해 칼로리 함량은 조금 낮으므로 당뇨인에겐 매콤한 맛보다는 간장 맛이 좋다.

참고로 식사 대용으로 닭꼬치를 먹는다면 닭꼬치 3개가 1인분 분량이다. 닭꼬치 3개를 먹을 경우 콜레스테롤 섭취량이 많아질 수 있음을 유의한다.

닭꼬치 70g
(1개)

혈당 그래프

식후　1시간　2시간

칼로리 소비에 필요한 운동량

걷기	자전거	필라테스
35분	25분	45분

열량	132kcal±	일 2200kcal± 권장
탄수화물	1g±	일 250~400g 권장
설탕당	0.5g±	
단백질	14g±	일 1kg 체중당 1.1g 권장
지방	8g±	일 50g± 권장
포화지방	2.3g±	일 15g± 권장
다불포화지방	1.8g±	소스에 식용유의 콜레스테롤과 설탕이 함유되어 있다.
불포화지방	3.3g±	
콜레스테롤	51mg±	
식이섬유	0.2g±	일 20~25g 권장
나트륨	320mg±	일 2000mg 권장
칼륨	130g±	일 3500mg 권장

닭보다 오리고기?
오리고기　GI 45

오리고기, 오리볶음, 훈제오리, 유황오리, 오리탕, 식사, 술안주

　예로부터 젊고 혈기왕성할 때는 닭고기를 먹지만 나이가 들면 닭 대신 오리고기를 먹어야 한다는 말이 있다. 옛 말이 틀린 맛은 아니지만 이 말은 억측이 많은 말이라 사람마다 오리가 알칼리 식품이기 때문에 어르신에게 좋은 음식이라고 해석하기도 한다.

　예로부터 오리고기를 닭고기보다 높이 쳐준 이유는 사실 고칼로리 식품이기 때문이다. 개고기처럼 몸보신에 좋은 고기였던 것이다. 중장년으로 나이가 들면 점점 기력이 부족해지는데 이런 경우 닭 1마리를 먹느니 오리 1마리를 먹는 것이 많은 칼로리를 섭취할 수 있으므로 기력 회복에 좋은 고기였던 것이다.

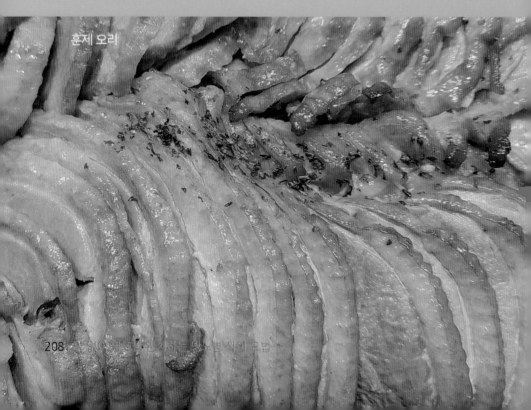

훈제 오리

당뇨인의 오리고기 먹는 방법

오리고기가 닭보다 좋은 고기로 알려져 있지만 칼로리와 지방은 오리고기가 많고 콜레스테롤과 단백질은 닭이 많다.

오리고기 100g에는 총 지방산 28g, 포화지방산 10g, 단일불포화 지방산 13g, 다불포화지방산 3.6g이 함유되어 있으므로 포화지방 대 불포화지방 비율이 1:2이다. 닭고기의 포화지방 대 불포화지방 비율도 1:2이므로 오리고기와 비슷하다. 그러나 닭고기의 지방은 상온에서 고체로 있고, 오리고기는 액체로 있다. 이런 점에서 오리고기의 지방이 굳지 않기 때문에 혈관에서 흡착될 확률이 적다 하여 돼지, 소, 닭고기에 비해 높히 쳐준다. 물론 오리고기의 지방도 지방 성분이므로 당뇨인이 오리고기를 먹으려면 비계와 껍질을 떼어내고 살코기 위주로 섭취해야 한다.

참고로 훈제 오리고기는 제조할 때 양념을 시즈닝하기 때문에 생 오리에 비해 성분이 복잡하고 기름기도 많이 흐른다. 당뇨인이 단백질 섭취 목적으로 섭취하려면 껍질을 제거한 훈제 오리를 살코기 위주로 섭취하고 1회 50~100g 정도만 섭취한다.

오리고기 100g
(껍질 포함 생고기)

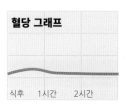

혈당 그래프

식후　1시간　2시간

칼로리 소비에 필요한 운동량

걷기	자전거	필라테스
80분	55분	95분

열량	328kcal±	일 2200kcal± 권장
탄수화물	0g	일 250~400g 권장
설탕당	0g	
단백질	19g±	일 1kg 체중당 1.1g 권장
지방	28g±	일 50g± 권장
포화지방	10g±	일 15g± 권장
다불포화지방	3.6±	오리는 고칼로리 음식이기 때문에 껍질을 떼어내고 요리해야 한다.
불포화지방	13g±	
콜레스테롤	83mg±	
식이섬유	0g	일 20~25g 권장
나트륨	58mg±	일 2000mg 권장
칼륨	203g±	일 3500mg 권장

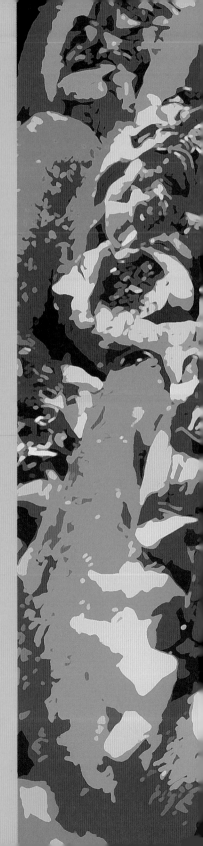

Part 5.

당뇨인의
분식, 면류,
빵, 과자
먹는 방법

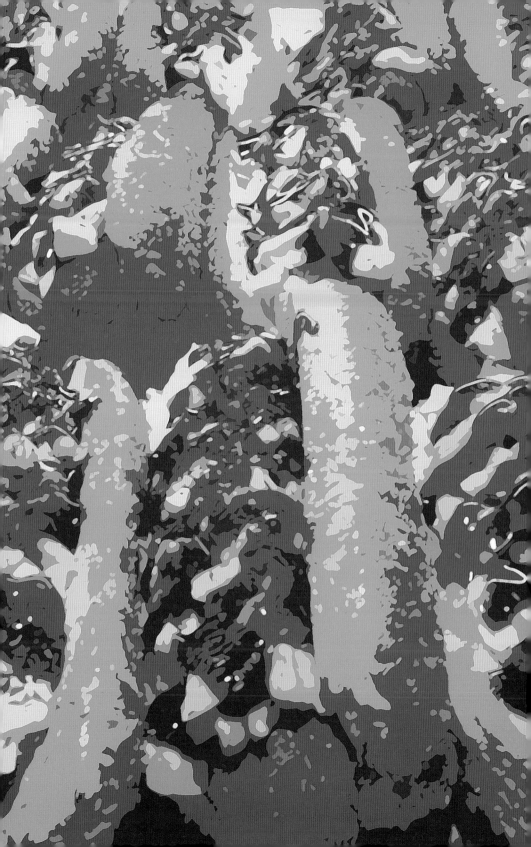

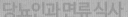

국수, 우동, 라면　　GI 85~73

국수, 장터국수, 비빔국수, 라면, 계란라면, 해물라면, 우동

　　당뇨인은 국수, 라면, 우동류는 전부 먹을 수 없다. 만약 먹게 된다면 반 그릇 정도만 섭취해야 한다. 만약 한 그릇을 섭취한 경우에는 식후의 급속한 혈당 상승을 낮추기 위해서는 30분 내에 활동성 있는 운동을 30분 정도 해줘야 한다.

　　당뇨 증세가 심한 사람은 국수나 라면을 한 그릇만 섭취해도 손발이 더 쑤시거나 당뇨발이 더 심화되거나 시력이 몹시 흐려질 수 있으므로 주의해야 하며 그럼에도 불구하고 계속 섭취하면 당뇨는 더욱 악화된다.

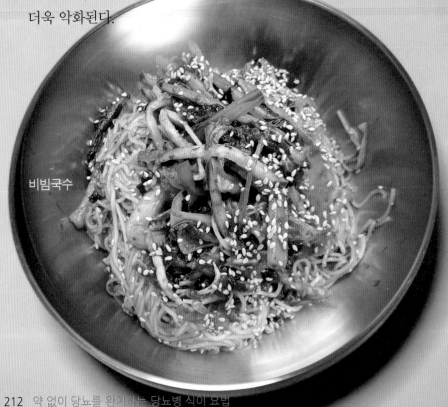

비빔국수

당뇨인과 밀가루로 만든 면발 음식인 국수, 라면, 우동

밀가루의 GI 지수는 71, 밀가루로 만든 국수의 GI 지수는 82, 라면의 GI 지수는 73, 우동의 GI 지수는 85이다. 밀가루 음식은 GI 지수가 높기 때문에 섭취 후 바로 소화가 되면서 혈당을 급격하게 올린다. 그러므로 당뇨 진단을 받은 사람은 혈당 관리를 위해 밀가루 음식인 국수, 라면, 우동, 칼국수, 수제비 등의 섭취를 전부 중단해야 한다.

라면은 GI 지수가 낮은 편이지만 지방 성분이 높기 때문에 당뇨인의 혈관 상태를 악화시킬 확률이 매우 높으므로 섭취를 피해야 한다.

장터국수보다 비빔국수가 더 혈당을 빨리 높인다. 비빔국수의 비빔장 양념에는 일반 음식보다 높은 수준의 설탕이 함유되어 있기 때문이다. 당뇨인이 어쩔 수 없이 국수로 식사할 때는 장터국수를 선택하고, 한 그릇이 아닌 반 그릇 정도만 섭취하는 것이 혈당 관리에 유리하다. 조금씩 먹으면 혈당지수가 괜찮다고 생각하고 조금씩 나누어서 많이 먹기도 하는데 먹은 횟수만큼 당뇨는 더욱 악화되어 나중엔 장님이 되거나 몸 전체를 잃을 수도 있다.

비빔국수 400g
(1인분, 양념 조리된 것)

혈당 그래프

식후   1시간   2시간

칼로리 소비에 필요한 운동량

걷기	자전거	필라테스
110분	70분	130분

열량	419kcal±	일 2200kcal± 권장
탄수화물	75g	일 250~400g 권장
설탕당	2g	
단백질	14g±	일 1kg 체중당 1.1g 권장
지방	7g±	일 50g± 권장
포화지방	1.4g±	일 15g± 권장
다불포화지방	2.3±	비빔장에 설탕, 기름, 나트륨이 높은 수준으로 함유되어 있다.
불포화지방	2.6g±	
콜레스테롤	98mg±	
식이섬유	1.5g	일 20~25g 권장
나트륨	1500mg±	일 2000mg 권장
칼륨	350g±	일 3500mg 권장

당뇨합병증이 있는 사람은 국수류 섭취 후 한 시간 내에 손발이 더 쑤시거나 당뇨발이 더 심화되거나 시력이 몹시 흐려지는 등 해당 합병증이 심화되고 잠을 못 잘 정도로 온몸이 아플 수 있으니 주의한다.

라면 120g
(1인분, 조리 전, 스프 포함)

혈당 그래프

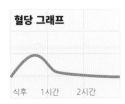

식후 / 1시간 / 2시간

칼로리 소비에 필요한 운동량

걷기	자전거	필라테스
80분	55분	95분

열량	500kcal±	일 2200kcal± 권장
탄수화물	79g±	일 250~400g 권장
설탕당	4g±	
단백질	10g±	일 1kg 체중당 1.1g 권장
지방	16g±	일 50g± 권장
포화지방	9g±	일 15g± 권장
다불포화지방	–	라면의 지방 성분은 95% 이상이 유탕면 제조에 사용한 튀길 때 사용한 기름 때문이다.
불포화지방	–	
콜레스테롤	0mg	
식이섬유	–	일 20~25g 권장
나트륨	1750mg±	일 2000mg 권장
칼륨	200g±	일 3500mg 권장

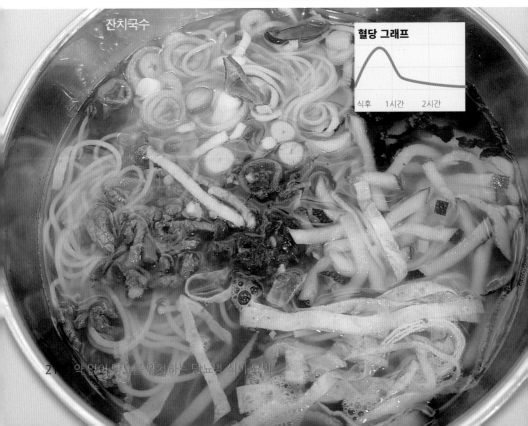

잔치국수

혈당 그래프

식후 / 1시간 / 2시간

라면

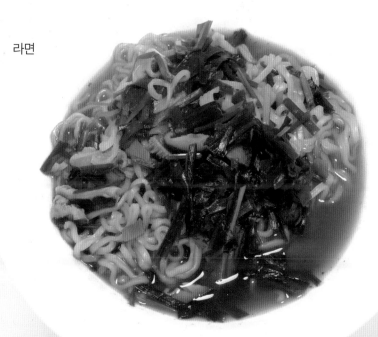

면을 기름에 튀기지 않은 라면은 지방 성분과 칼로리는 많이 줄어들지만 탄수화물은 10% 정도 많기 때문에 역시 당뇨인에게 적합하지 않은 식사이다.

우동과 국수는 탄수화물 함량이 밥 1공기와 비슷하거나 많은데 혈당 전환 속도(소화 속도)는 매우 빠르므로 당뇨인에겐 적합하지 않은 식사이다. 소화가 밥보다 빨리 되는 점이 밀가루 면발의 약점이다.

혈당 그래프

식후　1시간　2시간

우동

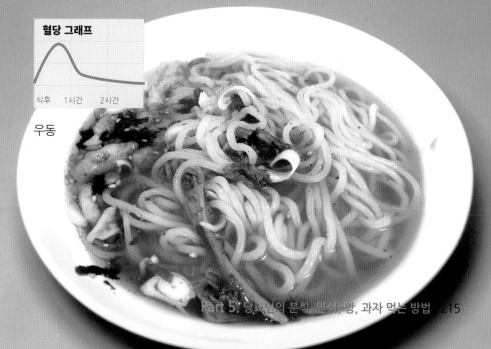

국수나 우동보다 혈당지수가 낮은
냉면, 쫄면, 모밀 GI 55~75

매운 냉면, 물냉면, 비빔냉면, 쫄면, 막국수, 모밀, 판모밀

　　냉면, 쫄면, 모밀 등은 메밀로 만든 국수류인데 혈당지수는 천차
만별이다. 왜냐하면 냉면 면발과 메밀국수 면발은 메밀가루를 100%
사용하지 않기 때문이다. 이상적인 냉면 조합은 메밀가루 30%, 밀가
루 70%인데 저가의 냉면은 밀가루를 90%까지 넣어 제조한다. 따라
서 메밀가루 10%를 사용한 냉면 또는 메밀국수의 나머지 90%는 밀
가루 등을 사용하기 때문에 GI 지수가 국수와 비슷하다.

　　당뇨인이 냉면, 모밀, 메밀국수를 섭취하려면 메밀가루가 최소
30% 이상 함유된 면발 제품으로 섭취해야 하고 이런 면발은 GI 지
수가 60대 급으로 낮아진다. 흔히 말해 씹을 때 탄력이 있고 질긴 면
발은 메밀가루 10%의 GI 지수가 높은 냉면이고, 탄력이 없고 뚝뚝
잘 끊어지는 면발은 메밀 가루 30~50%의 GI 지수가 낮은 면발이다.

비빔냉면

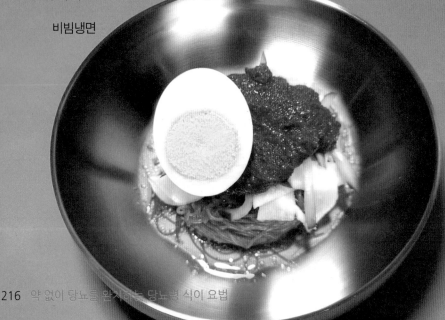

냉면의 메밀가루 함량은 10~50%이다. 쫄면은 냉면과 비슷한 성분이지만 제조 공정에서 고온 처리를 하여 탱탱한 식감이 더 많다. 메밀국수는 밀가루에 메밀가루를 혼합해 일반 국수처럼 만든 것으로 막국수라고도 한다. 메밀국수를 일식집에서는 모밀이라고 부르므로 메밀국수, 막국수, 모밀국수는 사실 같은 면발이고 면발의 굵기와 메밀분 함량은 조금 다를 수 있다. 업소용 냉면과 모밀, 메밀국수는 대개 원가 절감을 위해 메밀분 함량 30% 이하 면발을 사용하므로 한 그릇을 다 섭취하는 것보다는 30% 정도 남기면서 먹어야 한다. 만일 냉면이나 모밀을 먹은 후 손발이 저리거나 아프면 당뇨가 많이 진행된 상태이므로 앞으로 냉면이나 메밀을 먹으면 안 된다.

비빔냉면 400g
(1인분)

혈당 그래프

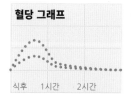

식후　1시간　2시간

칼로리 소비에 필요한 운동량

걷기	자전거	필라테스
115분	75분	130분

열량	453kcal±	일 2200kcal± 권장
탄수화물	75g±	일 250~400g 권장
설탕당	2g±	
단백질	17g±	일 1kg 체중당 1.1g 권장
지방	9.5g±	일 50g± 권장
포화지방	2g±	일 15g± 권장
다불포화지방	–	GI 지수는 냉면이나 메밀 국수의 밀가루 함량에 따라 달라진다.
불포화지방	–	
콜레스테롤	180mg±	
식이섬유	1.2mg±	일 20~25g 권장
나트륨	1500mg±	일 2000mg 권장
칼륨	310g±	일 3500mg 권장

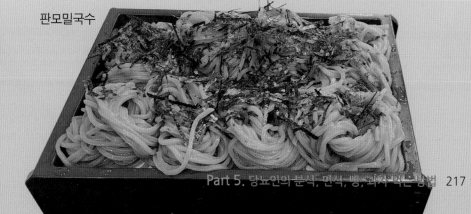

판모밀국수

스파게티, 파스타, 라자냐　　GI 42~

토마토 스파게티, 로제 스파게티, 크림 스파게티, 해물 스파게티, 식사, 술안주

　　스파게티, 파스타 등은 이태리 밀가루인 듀럼 세몰리나 밀로 만든 국수 종류이다. 가난한 시절에 만들어 먹던 국수이기 때문에 재료는 밀가루와 소금 외에는 거의 없다. 밀가루 특성, 재료 특성, 제조 특성이 우리나라 국수와 다르고 조리할 때 버터, 기름으로 볶기 때문에 소화 속도가 늦어 GI 지수는 아주 낮아 당뇨인이 먹기 좋은 식사이다. 다만 버터, 치즈 등 동물성 지방 성분이 많기 때문에 자주 섭취하는 것은 피한다.

로제 스파게티

당뇨인이 먹는 스파게티, 파스타는 가급적 이태리 수입산 면을 사용해야 한다. 국산이나 다른 나라 제품은 때로는 듀럼 밀이 아닌 일반 밀가루로 만들기 때문에 우리나라 우동하고 같은 GI 지수가 나올 수도 있다. 듀럼 밀은 단백질 함량이 많고 입자가 굵어 약간 거친 점이 일반 밀가루와 다른 점인데 이런 점이 체내에서 소화를 더디게 한다. 따라서 당뇨인이 GI 지수가 낮은 스파게티나 파스타를 만들려면 반드시 듀럼 밀을 원료로 한 스파게티나 파스타, 라자냐를 구입해야 한다.

스파게티나 파스타는 듀럼 밀 특성도 있지만 요리 특성상 면발을 푹 끓이지 않고 약간 설익은 상태로 조리하기 때문에 소화가 그만큼 더디고 이 때문에 식후 혈당도 천천히 올라간다.

스파게티 320g
(1인분)

혈당 그래프

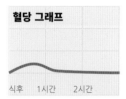

식후　1시간　2시간

칼로리 소비에 필요한 운동량

걷기	자전거	필라테스
115분	75분	130분

열량	451kcal±	일 2200kcal± 권장
탄수화물	72g±	일 250~400g 권장
설탕당	10g±	
단백질	16g±	일 1kg 체중당 1.1g 권장
지방	11g±	일 50g± 권장
포화지방	3.2g±	일 15g± 권장
다불포화지방	–	스파게티는 소스와 고명에 따라 식이섬유, 칼륨 함량이 달라진다.
불포화지방	–	
콜레스테롤	0mg	
식이섬유	–	일 20~25g 권장
나트륨	1500mg±	일 2000mg 권장
칼륨	–	일 3500mg 권장

이태리 면 요리 비교 (모두 같은 듀럼밀을 원료로 한 면발 요리이다.)	
스파게티	긴 국수 형태의 면발 요리. 기름에 볶고 각종 소스, 야채, 고명 얹음.
파스타	국수형(스파게티), 짧은 대롱형, 납짝형 등 면발 요리 전체를 지칭.
라자냐	스마트폰처럼 납짝한 사각형 면발로 만든 파스타 요리의 하나이다.

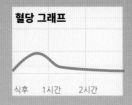

당뇨 식사로 좋을까?
만둣국

만둣국, 분식, 식사

　　공기밥을 추가로 말아 먹지 않는다면 만둣국은 당뇨인의 식사로 좋은 식사이다. 1인분 400g의 만둣국은 탄수화물 30g, 설탕당 3g, 단백질 24g, 지방 21g, 포화지방 7g, 콜레스테롤 160mg을 함유하고 있다. 참기름 대신 들기름을 몇 방울 첨가하면 불포화지방산과 다불포화지방산이 훌쩍 늘어나 콜레스테롤을 제어하는 효과가 있다. 일반적으로 나트륨 함량은 라면과 비슷한 1,900mg 내외이므로 국물의 섭취는 피한다. 만둣국을 가정에서 끓일 때는 만두피가 얇은 만두로 준비하고 배가 고파도 공기밥은 추가로 먹지 않지 않으면 식후 혈당지수도 안정권에서 유지된다.

만둣국

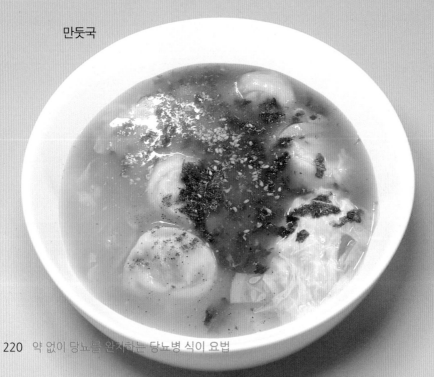

당뇨식으로 괜찮을까?
떡꾹

떡꾹, 분식, 식사

GI 85

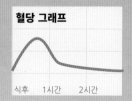

혈당 그래프

식후　　1시간　　2시간

만둣국과 달리 떡꾹은 고칼로리에다 탄수화물 함량이 쌀밥 한 공기와 같기 때문에 당뇨인의 식사로는 부적합하다.

떡의 GI 지수는 쌀과 비슷한 85 내외이므로 국수보다는 조금 높고 빵보다는 아래이다. 1인분 300g 기준으로 탄수화물 67g, 설탕당 1g, 단백질 11g, 지방 3g, 포화지방 0.7g, 콜레스테롤 10mg을 함유하고 있다. 고기 고명을 올리면 포화지방과 콜레스테롤이 조금 늘어나므로 이 경우 들기름을 몇 방울 넣어준다. 당뇨인이라면 한 그릇은 혈당 관리에 위험하므로 한 그릇이 아닌 2/3그릇 정도만 섭취한다.

떡국

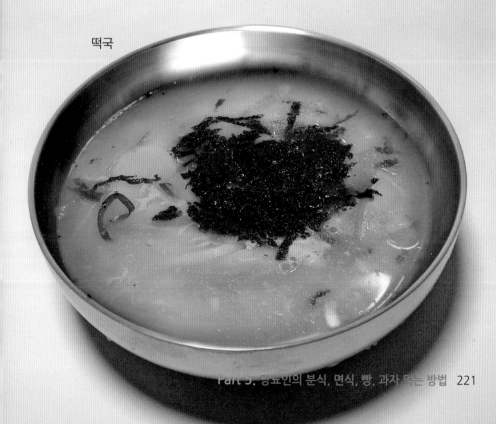

당뇨인도 먹을 수 있을까?
짜장면과 짬뽕

짜장면, 짬뽕, 중식 우동, 울면

　　당뇨인은 짜장면과 짬뽕을 가급적 피하는 것이 좋다. 이들 음식의 면발은 우동 면발과 같기 때문에 혈당을 빠르게 올린다. 게다가 짜장 소스에는 지방 성분이 많이 함유되어 있다. 또한 짜장에는 혈당을 잘 올리는 감자도 들어 있다.

　　물론 밥이나 면발을 식용유나 버터로 볶으면 소화를 더디게 하는 경향이 있어 GI 지수를 10% 정도 낮추는 효과도 있다고는 하지만 그렇다고 혈관 질환을 일으킬 수 있는 기름진 식사를 매일 할 수는 없을 것이다. 한편 짬뽕은 지방 함량이 조금 적지만 칼로리는 짜장면과 비슷하다.

짜장면

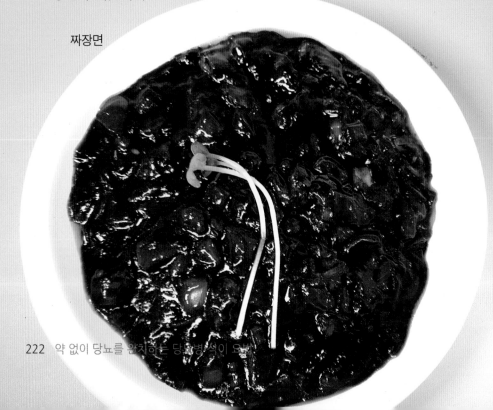

고기 짜장면 450g
(1인분, 중국집 짜장면)

열량	764kcal±	일 2200kcal± 권장
탄수화물	120g±	일 250~400g 권장
설탕당	6g±	
단백질	26g±	일 1kg 체중당 1.1g권장
지방	20g±	일 50g± 권장
포화지방	5.5g±	일 15g± 권장
다불포화지방	4g±	짜장 소스와 면발 함량에 따라 칼로리가 달라진다.
불포화지방	8.5g±	
콜레스테롤	22mg±	
식이섬유	12mg±	일 20~25g 권장
나트륨	600mg±	일 2000mg 권장
칼륨	800g±	일 3500mg 권장

혈당 그래프

식후　1시간　2시간

칼로리 소비에 필요한 운동량

걷기	자전거	필라테스
190분	125분	220분

　직장인의 점심이나 회식으로 부득이하게 짜장면이나 짬뽕을 먹을 경우에는 둘 다 면은 절반만 먹는다. 당뇨인은 짬뽕이 더 좋지만 짬뽕도 고기 짬뽕은 피하고 100% 해물 짬뽕을 선택한 뒤 면발보다는 다른 건더기 위주로 배를 채운다.

짬뽕

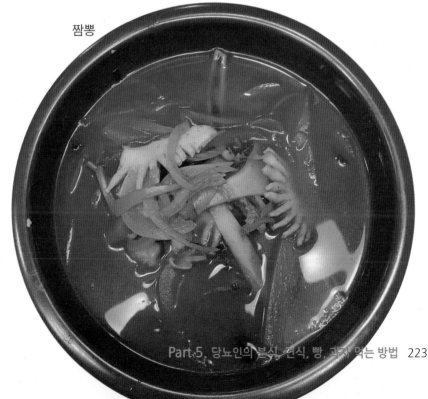

골라서 먹는 중식 토종 요리
마라탕과 마라샹궈

마라탕, 마라샹궈, 중국식 매운 볶음 요리, 식사, 술안주

　매운 요리가 인기를 얻으면서 급기야 중국의 향토 매운 요리인 마라탕이나 마라샹궈가 국내에 상륙하였다. 이때 마라는 맵고 얼얼한 맛의 향신료로서 중국 사천 지역에서 즐겨 먹는다.

　마라탕은 이 향신료로 맛을 낸 탕 요리인데 탕에 들어갈 재료는 손님이 뷔페식으로 선택해서 넣는다. 보통 청경채, 버섯, 숙주나물, 중국 당면에 육류를 넣지만 한국식 캐주얼 마라탕은 어묵이나 떡꾹떡을 넣기도 한다. 따라서 재료에 따라 다르겠지만 육류 위주의 마라탕은 짜장면이나 짬뽕에 비해 GI 지수는 10% 이상 낮고 지방 성분과 칼로리는 10% 이상 높다.

마라탕

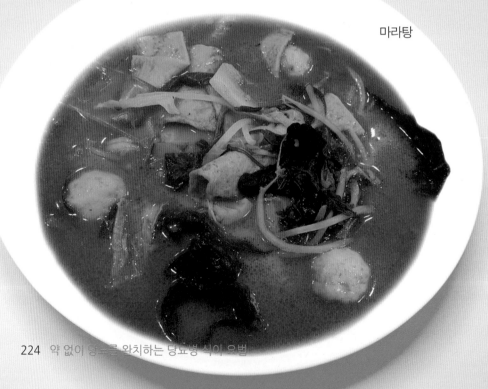

당뇨인과 마라샹궈

마라탕이 탕 요리라면 마라샹궈는 볶음 요리이다. 향신료는 마라 소스나 마라 가루를 기본적으로 사용한다. 육류, 해산물, 닭고기, 소시시 등에서 원하는 것을 베이스로 하고 버섯이나 숙주나물 같은 야채, 중국 당면, 두부, 게맛살 따위를 배합해 볶아낸다. 마라 향신료는 기본적으로 닭고기와 궁합이 잘 맞지만 삼겹살을 비롯해 육류는 아무거나 넣을 수 있다.

마라탕과 마라샹궈는 재료를 볶을 때 고추기름을 많이 사용하므로 지방 성분이 많다. GI 지수는 짜장면이나 짬뽕에 비해 10% 이상 낮지만 기름기가 많고 나트륨 함량이 높아 당뇨 진단을 받은 사람과 당뇨성 혈관 질환 내지는 고혈압 증상자에는 적합하지 않은 음식이다. 특유의 마라 향신료를 좋아해 별미 삼아 먹을 때는 육류보다는 해산물 위주로 배합해 본다.

마라탕 350g

(1인분)

혈당 그래프

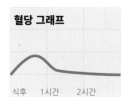

식후　1시간　2시간

칼로리 소비에 필요한 운동량

걷기	자전거	필라테스
190분	125분	220분

열량	601kcal±	일 2200kcal± 권장
탄수화물	60g±	일 250~400g 권장
설탕당	7g±	
단백질	25g±	일 1kg 체중당 1.1g 권장
지방	29g±	일 50g± 권장
포화지방	15g±	일 15g± 권장
다불포화지방	–	육류보다는 해산물 위주로 재료를 배합해 본다.
불포화지방	–	
콜레스테롤	100mg±	
식이섬유	–	일 20~25g 권장
나트륨	2100mg±	일 2000mg 권장
칼륨	–	일 3500mg 권장

적당하게 먹어도 포만감이 좋은
쇠고기 쌀국수 (베트남식)

쌀국수, 쇠고기쌀국수, 식사

    면발 음식은 대부분 당뇨인이 섭취할 수 없지만 베트남식 쌀국수는 적당하게 먹으면 당뇨인에게도 무난한 음식이다.

    베트남식 쌀국수의 특징은 쌀국수 면발과 숙주나물을 반반씩 넣어 조리하는 경우가 많기 때문에 식사를 할 때 면발과 숙주나물로 배를 채우는 형태이다. 1인분의 절반이 숙주나물 같은 야채이므로 생각보다 탄수화물 함량이 적어 다이어트 식으로 인기가 있다. 평범한 쌀국수보다는 쇠고기를 50g 정도 올려주는 쇠고기 쌀국수는 쌀국수, 숙주나물, 쇠고기로 배를 채우기 때문에 이 역시 포만감을 준다.

    면발은 조금 남기고 먹고 나머지는 숙주나물과 쇠고기로 빈 속을 채운다면 짜장면이나 짬뽕에 비해 혈당 관리도 잘 될 것이다.

쇠고기 쌀국수

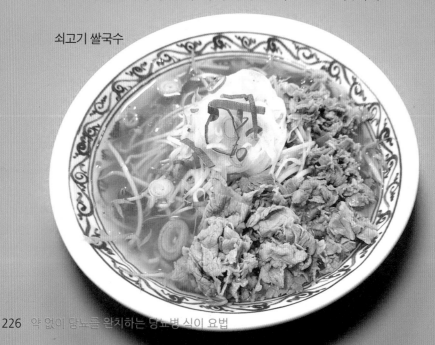

당뇨인과 베트남 쌀국수

베트남 쌀국수는 동남아시아에서 흔히 재배하는 장립종 쌀로 만든 국수이기 때문에 GI 지수는 50~60 전후이다. 이와 달리 쌀국수 재료인 쌀이 한중일 쌀이라면 GI 지수가 높게 나온다. 그런 의미에서 베트남 수입쌀로 만든 쌀국수는 당뇨인에게 적합한 음식이지만, 한국쌀이나 일본, 중국쌀로 만든 쌀국수는 혈당지수에 스파크를 일으킬 수도 있다.

일단 한 그릇을 먹어 본 뒤 그날 몸 상태를 확인한다. 팔다리 저림, 얼굴저림, 두통, 당뇨발, 시력이 흐린 현상이 더 심해지면 이 음식도 먹을 수는 없지만 평상시와 큰 변화가 없다면 과식하지 않는 한 계속 섭취할 수 있다.

※ 우리나라를 포함해 한중일에서 먹는 쌀은 베트남 쌀에 비해 GI 지수가 높은 쌀이다. 그러므로 한국, 일본, 중국산 쌀로 만든 쌀국수는 당뇨인에게 적합하지 않은 음식이다. 당뇨인에겐 베트남에서 수입한 베트남 쌀국수로 조리한 쌀국수가 적합한 음식이다.

쇠고기쌀국수 350g
(1인분)

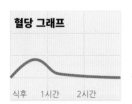

혈당 그래프

식후　1시간　2시간

칼로리 소비에 필요한 운동량

걷기	자전거	필라테스
190분	125분	220분

열량	601kcal±	일 2200kcal± 권장
탄수화물	60g±	일 250~400g 권장
설탕당	7g±	
단백질	25g±	일 1kg 체중당 1.1g 권장
지방	29g±	일 50g± 권장
포화지방	15g±	일 15g± 권장
다불포화지방	-	육류보다는 해산물 위주로 재료를 배합해 본다.
불포화지방	-	
콜레스테롤	100mg±	
식이섬유	-	일 20~25g 권장
나트륨	2100mg±	일 2000mg 권장
칼륨	-	일 3500mg 권장

다이어트식으로 먹는 음식
월남쌈

월남쌈, 훈제오리월남쌈, 반찬, 식사, 술안주

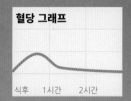

혈당 그래프

식후　1시간　2시간

　　월남쌈은 야채와 고기를 라이스 페이퍼(쌀 종이)로 둥글게 둘둘 말아서 먹는 음식이다. 고기는 육류, 오리고기, 새우 등을 넣을 수 있다. 1롤당 무게는 60~70g, 남자 기준 1인분은 보통 8개이다.

　　1롤낭 탄수화물 9~10g, 단백질 6g, 지방 2g, 콜레스테롤 15mg, 식이섬유 1.7g인데, 소스에 찍어 먹지 않으면 나트륨은 거의 없고 칼륨은 180mg이다. 대략 7롤이면 밥 1공기의 탄수화물에 해당하므로 5롤 정도 먹으면 안성맞춤이지만 5롤은 체감적으로 볼 때 밥 반 공기 정도 먹은 포만감을 주기 때문에 한 끼 식사라고 하기에는 포만감이 적다.

월남쌈 5롤

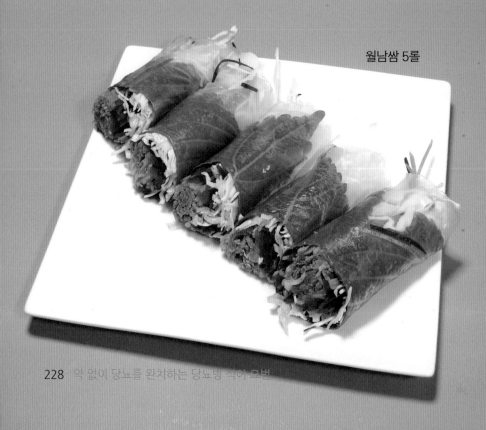

베트남에서 온 바게트 샌드위치
반미

반미, 베트남식 바게트 샌드위치, 식사

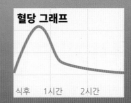

혈당 그래프

식후 1시간 2시간

　반미는 길이 15~20cm의 작은 바케트에 소불고기나 햄, 야채 샐러드를 넣은 뒤 아침 식사 등으로 섭취하는 베트남식 바게트 샌드위치이다.

　반미의 재료인 바게트는 밀가루로 만든 음식 중 가장 GI 지수가 높은 93이다. 따라서 당뇨인은 반미를 먹을 수 없지만 GI 지수가 높고 포화지방 덩어리인 햄버거보다는 조금 나을 수는 있다.

　불고기 반미는 160~300g의 다양한 크기가 있다. 300g인 반미의 영양 성분은 탄수화물 65g, 설탕당 11g, 단백질 29g, 지방 4g, 나트륨 1100mg, 칼로리는 550kcal이다. 탄수화물 함량은 밥 1공기와 비슷하지만 밀가루 빵이기 때문에 설탕만큼 빠르게 소화되어 혈당지수를 빠르게 올린다. 따라서 반미는 당뇨인에게 적합하지 않은 음식이다.

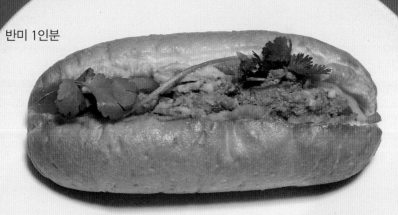

반미 1인분

바게트(빵, 샌드위치) GI 93

바게트, 빵, 샌드위치, 간식, 식사

밀가루가 원료인 흰 빵들은 식후 바로 소화되므로 혈당을 신속하게 상승시킨다. 이 때문에 빵은 전부가 당뇨인에겐 적합하지 않다. 이중 당뇨인과 완전 상극인 빵이 바게트이다. 바게트 큰 것은 무게가 500g이 넘는다. 중간 것은 300g 내외. 육안으로는 그 무게를 알수 없으므로 한번 먹기 시작하면 200g은 기본이다. GI 지수가 높은 바게트를 식사 대신 200g씩 먹으면 당뇨는 폭발적으로 악화된다.

바게트의 혈당지수는 밥보다 높은 설탕에 가까운 GI 93이다. 그런데 당부화 지수인 GL 지수는 15이다. GL 지수란 1회 섭취량을 기준으로 산출한 당부화 지수이다. 당부화 지수가 낮기 때문에 많이 먹어도 괜찮다고 착각하는 사람들이 있다.

바게트 샌드위치 3회분

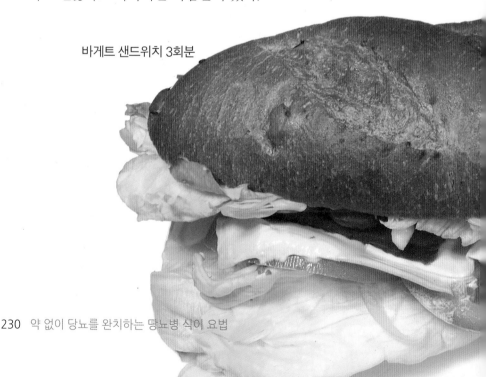

그런데 유념할 점이 있다. 바게트의 당부화 지수인 GL 15는 1회에 30g 먹었을 때를 기준으로 한 것이라는 점이다. 1회에 30g이면 먹는 양치고는 아주 적다. 그럴 수밖에 없다. 스테이크 식사를 하면 접시에 스테이크가 놓여 있고 그 옆에 탄수화물 섭취 목적으로 바게트 쪼가리가 몇 개 올려져 있다. 그것이 1회 섭취량이고 무게는 30g 정도이다. 그와 같이 육류나 해산물 정찬 요리에 곁들어 먹는 바게트 양은 30g 정도인데 그것을 기준으로 산출한 것이 GL 지수라는 것이다.

어떤 음식이건 1회 30g 정도 먹으면 혈당에 무리를 안 준다. 그런데 우리나라는 스테이크 같은 정찬으로 바게트를 먹는 나라가 아니다. 밥 없으면 빵으로 배를 채우는 나라이기 때문에 바게트의 경우 한 끼에 보통 200g을 먹는다. 혈당 전환율이 아주 빠른 바게트를 배가 고프다고 무심코 200g씩을 먹으니까 당뇨인에겐 치명적인 음식인 것이다. 당뇨인은 절대 바게트를 먹을 수 없음을 유념하자.

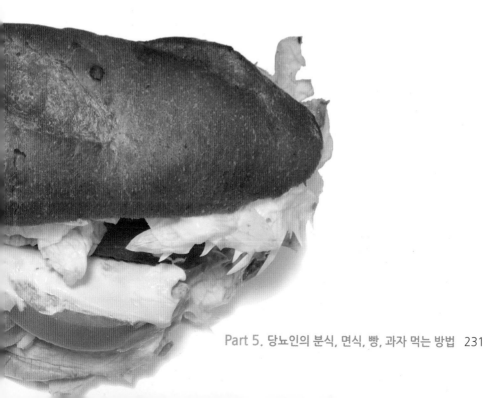

한편, 혈당지수가 높은 음식과 고지방 육류, 버터, 마요네즈를 혼합해 섭취하는 것은 당뇨에 더 안 좋다. 그런 음식을 섭취하면 그날 밤 잠을 이루지 못할 정도로 손발이 저리고 당뇨발이 심할 수도 있다. 고탄수화물과 고지방이 혼합된 빵에 해당하는 것은 바게트 샌드위치와 햄버거이다. 바게트 샌드위치는 건강한 음식으로 보이지만 치즈와 마요네즈 소스가 범벅인 지방 함량이 높은 빵이다. 고지방 샌드위치나 햄버거는 당뇨 증세를 신속하게 악화시키므로 섭취를 피해야 한다.

바게트 100g
(슬라이스 조각 4개 내외)

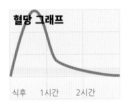

혈당 그래프

식후   1시간   2시간

칼로리 소비에 필요한 운동량

걷기	자전거	필라테스
65분	45분	75분

열량	271kcal±	일 2200kcal± 권장
탄수화물	52g±	일 250~400g 권장
설탕당	0.2g±	
단백질	9g±	일 1kg 체중당 1.1g 권장
지방	3g±	일 50g± 권장
포화지방	0.6g±	일 15g± 권장
다불포화지방	0.7g±	치즈나 육류를 넣은
불포화지방	1.2g±	바게트 샌드위치는
콜레스테롤	0mg±	당뇨인에게 더 안 좋다.
식이섬유	3g±	일 20~25g 권장
나트륨	600mg±	일 2000mg 권장
칼륨	113mg±	일 3500mg 권장

식빵 100g
(슬라이스 4장 내외)

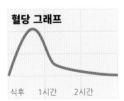

혈당 그래프

식후   1시간   2시간

칼로리 소비에 필요한 운동량

걷기	자전거	필라테스
65분	45분	75분

열량	220kcal±	일 2200kcal± 권장
탄수화물	51g±	일 250~400g 권장
설탕당	4.5g±	
단백질	7.5g±	일 1kg 체중당 1.1g 권장
지방	3.2g±	일 50g± 권장
포화지방	0.7g±	일 15g± 권장
다불포화지방	1.3g±	마요네즈 소스를 넣은
불포화지방	0.6g±	식빵 샌드위치는
콜레스테롤	mg±	당뇨인에게 더 안 좋다.
식이섬유	2.4mg±	일 20~25g 권장
나트륨	680mg±	일 2000mg 권장
칼륨	100mg±	일 3500mg 권장

당뇨인과상극
식빵(흰 빵) GI 91

식빵, 흰 빵, 샌드위치, 간식, 식사

흰색 빵은 전부 당뇨인이 먹을 수 없는데 식빵은 그중 바게트 다음으로 당뇨인과 상극인 음식이다. 당뇨인은 식빵의 섭취를 피해야 하며 섭취를 하더라도 슬라이스 조각 1장만 먹어야 한다.

통곡밀 식빵은 GI 지수가 51이므로 당뇨인에게 적합한 빵이라고 말하고 있지만 실제 100% 통곡밀 빵은 만나기 힘들고 가격도 비싸다. 보통 통밀 10% 사용한 빵을 통밀빵 내지 통곡밀 빵으로 홍보하는데 이런 빵은 나머지 성분 90%가 밀가루이므로 식후 혈당으로 빠르게 전환되는 것은 매한가지다.

식빵(중간 크기)

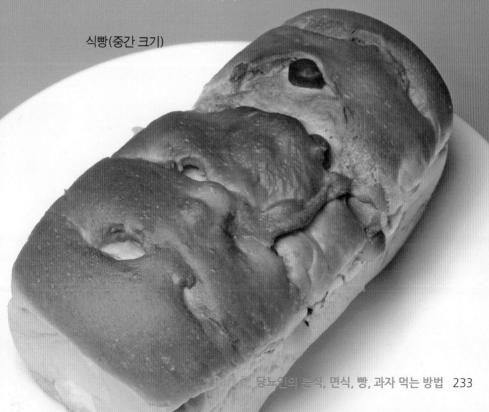

당뇨인도 먹을 수 있을까?
샌드위치 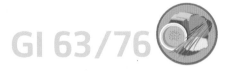 GI 63/76

바게트, 빵, 샌드위치, 간식, 식사

　당뇨는 혈액에 당이 많은 혈당 과잉에 의해 발생하는 병으로, 여러 합병증이 나타나기도 하고 나타나지 않기도 한다. 가장 흔히 출현하는 합병증은 '당뇨성신경병증'이라고 불리는 체내 신경 손상 증상이다. 이는 손발저림, 얼굴저림, 무감각, 통각(痛覺), 추위 등으로 이 증상이 심해지면 이른바 당뇨발(당뇨족, 당뇨병성 족부 궤양)이 발생한다. 민간에서는 보통 혈당에 당이 많이 체류하면서 끈적한 피가 되고 이로 인해 모세혈관이 막혀서 벌어진다고 해석하기도 한다. 즉, 당뇨는 궁극적으로 모세혈관에서부터 문제가 발생하면서 몸속 혈액 순환 문제로 비화되어 동맥경화나 뇌졸증, 치매로까지 전파될 수 있다. 따라서 당뇨 진단을 받으면 바로 식이 요법을 하면서 혈관을 악화시키는 지방의 섭취를 줄여나가야 한다.

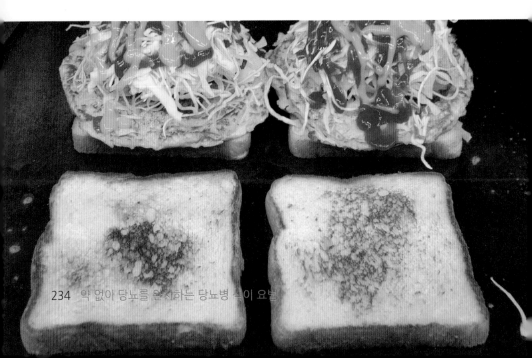

샌드위치 160g

(4쪽, 햄치즈달걀 샌드위치형)

혈당 그래프

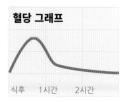

식후   1시간   2시간

칼로리 소비에 필요한 운동량

걷기	자전거	필라테스
95분	65분	110분

열량	380kcal±	일 2200kcal± 권장
탄수화물	37g±	일 250~400g 권장
설탕당	5g±	
단백질	14g±	일 1kg 체중당 1.1g 권장
지방	19g±	일 50g± 권장
포화지방	4g±	일 15g± 권장
다불포화지방	–	마요네즈 소스를 넣은 식빵 샌드위치는 당뇨인에게 더 안 좋다.
불포화지방	–	
콜레스테롤	55mg±	
식이섬유	–	일 20~25g 권장
나트륨	700mg±	일 2000mg 권장
칼륨	–	일 3500mg 권장

　　샌드위치는 당뇨에 좋지 않은 탄수화물(빵)에 버터나 마요네즈 같은 나쁜 지방과 설탕 소스를 조합한 먹거리이다. 이런 음식은 당뇨인의 혈당을 스파크시킬 뿐 아니라 혈관에도 나쁜 영향을 주기 때문에 가급적 섭취를 줄여야 한다. 당뇨인용 샌드위치를 만들려면 마요네즈 성분 대신 케첩 소스, 빵은 귀리나 통곡물 빵, 내용물은 과일과 야채, 연어나 생선가스로 채운다.

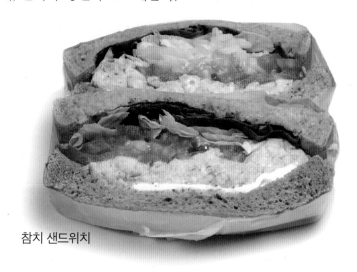

참치 샌드위치

당뇨와 혈관 질환에 상극인 식품
햄버거 GI 63/74

햄버거, 소고기버거, 새우버거, 치킨버거, 치즈버거

햄버거는 혈당지수가 낮지만 1회 섭취량이 많기 때문에 당뇨 및 당뇨합병증인 손발저림, 당뇨발, 두통, 당뇨성 시력장애 등과 상극이다. 당뇨인은 가급적 햄버거와는 친해지지 않는 것이 좋다. 이름을 공개할 수는 없지만 국내에서 인기 있는 어떤 큰 햄버거는 빵에 밥 1공기에 해당하는 탄수화물이 있고 고기패티에는 혈관에 나쁜 포화지방이 많이 들어 있다. 당뇨성 손발저림이 있거나 당뇨발이 심한 사람은 특히 햄버거 섭취를 조심해야 한다.

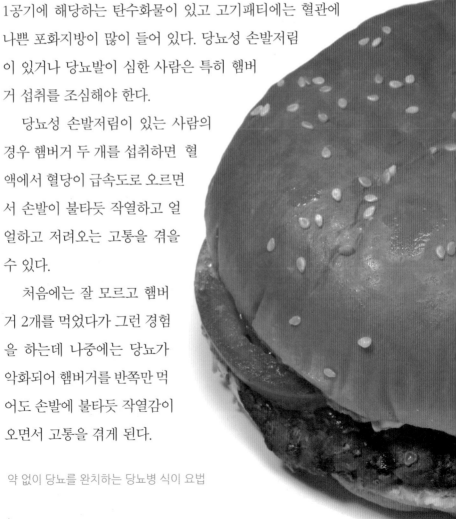

당뇨성 손발저림이 있는 사람의 경우 햄버거 두 개를 섭취하면 혈액에서 혈당이 급속도로 오르면서 손발이 불타듯 작열하고 얼얼하고 저려오는 고통을 겪을 수 있다.

처음에는 잘 모르고 햄버거 2개를 먹었다가 그런 경험을 하는데 나중에는 당뇨가 악화되어 햄버거를 반쪽만 먹어도 손발에 불타듯 작열감이 오면서 고통을 겪게 된다.

당뇨 손발저림, 당뇨발, 시력장애, 두통의 쥐약 햄버거

1개에 5천 원 정도 하는 큰 햄버거에는 쌀밥의 2/3공기에 해당하는 탄수화물이 함유되어 있다. 그래서 햄버거를 두 개 먹으면 쌀밥 1공기 반을 먹은 것이나 마찬가지이기 때문에 손발이 불타듯 아픈 것이다. 흰 빵은 소화 속도가 빠르므로 금방 소화되는데 2개를 먹었으므로 혈당지수에서 스파크가 발생하면서 온몸에서 당뇨 합병증이 발생하는 것이다.

또한 햄버거의 패티는 기본적으로 육류 지방이 있는 상태에서 기름으로 조리하기 때문에 지방 성분도 만만치 않게 들어 있다. 만일 햄버거를 앉아서 2개를 섭취하면 하루치 지방은 물론 혈관 질원의 원인 중 하나인 포화지방도 과잉 섭취하게 된다. 물론 햄버거는 건강한 사람들에게는 맛있는 식사이다. 다만 당뇨가 심한 사람은 밤새도록 온몸이 후끈거리고 저리며 쑤실 수 있고 그런 일이 매일 쌓이면 결국 혈관이 회복하지 못할 정도로 망가지면서 각종 혈관 합병증으로 인생의 후반기를 죽지 못해 살게 된다.

당뇨인이라면 한 가지 명심해야 할 점이 있다. 탄수화물과 지방이 결합된 음식을 과식하는 것은 자살 행위라는 것이다. 아무리 배가 고파도 절대 소식할 것! 그것만이 당뇨를 이길 수 있는 방법이다.

아래 자료는 이해를 돕기 위한 자료이므로 실제와는 다를 수 있다. 햄버거는 크기와 속재료가 천차만별이므로 버거별로 영양 성분에서 많은 차이가 있다.

큰 햄버거 220g
(보통보다 크고 와퍼보다 작은 것)

혈당 그래프

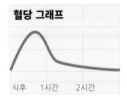

식후　1시간　2시간

칼로리 소비에 필요한 운동량

걷기	자전거	필라테스
130분	85분	150분

열량	528kcal±	일 2200kcal± 권장
탄수화물	43g±	일 250~400g 권장
설탕당	8g±	
단백질	26g±	일 1kg 체중당 1.1g 권장
지방	28g±	일 50g± 권장
포화지방	11g±	일 15g± 권장
다불포화지방	-	지방함량이 많은 순서는 패티, 치즈, 마요네즈, 베이컨 순서이다.
불포화지방	-	
콜레스테롤	80mg±	
식이섬유	-	일 20~25g 권장
나트륨	700mg±	일 2000mg 권장
칼륨	400mg±	일 3500mg 권장

핫도그 샌드위치 180g
(1인분)

혈당 그래프

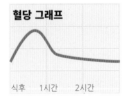

식후　1시간　2시간

칼로리 소비에 필요한 운동량

걷기	자전거	필라테스
80분	55분	95분

열량	311cal±	일 2200kcal± 권장
탄수화물	24g±	일 250~400g 권장
설탕당	4mg±	
단백질	11g±	일 1kg 체중당 1.1g 권장
지방	19g±	일 50g± 권장
포화지방	4g±	일 15g± 권장
다불포화지방	-	소시지가 클수록 지방 함량이 높아진다.
불포화지방	-	
콜레스테롤	-	
식이섬유	0.8mg±	일 20~25g 권장
나트륨	810mg±	일 2000mg 권장
칼륨		일 3500mg 권장

※하루 3끼를 정상적으로 섭취한 당뇨인은 햄버거나 샌드위치를 간식으로 먹는 것을 포기해야 한다. 산술적으로 하루 필요한 탄수화물 총량보다 많은 양을 섭취하면 손발저림, 당뇨발, 두통, 시력장애 같은 당뇨합병증이 심화되기 때문이다.

핫도그 샌드위치

당뇨와 혈관 질환에 나쁜 패스트푸드

GI 63/76

핫도그 샌드위치, 소시지 샌드위치, 잠수함 샌드위치, 간식, 식사

　기다란 핫도그 빵이나 바게트, 또는 모닝빵 사이에 소시지를 넣고 마요네즈 베이스의 소스로 맛을 낸 기다란 빵 형태의 소시지 샌드위치 역시 당뇨인에겐 적합하지 않은 식사이다. GI 지수는 중간 정도이지만 손발저림, 당뇨발이 있는 사람은 이 음식을 무심코 많이 먹다가는 햄버거 섭취와 비슷하게 그날 밤 탄수화물 및 지방 과잉 섭취로 손발이 쑤시고 아플 수 있다. 한술 더 떠 요즘은 페스추리형 빵에 소시지를 끼어주기도 하고 소시지 대신 앙금과 버터 덩어리를 속 재료로 사용한 단짠맛의 앙버터 빵도 출현했는데 당뇨인에겐 적합하지 않은 빵들이다.

　당뇨인은 GI 지수가 낮은 탄수화물의 섭취도 중요하지만 하루 필요한 탄수화물 총량을 넘지 않는 한도에서 식사나 간식을 먹어야 한다. 핫도그 샌드위치는 포만감이 적기 때문에 자기도 모르게 많이 먹는데 그럴 경우 탄수화물 섭취량이 많아져 당뇨병 증세가 심화될 수 있다.

핫도그(소세지) 빵 2인분

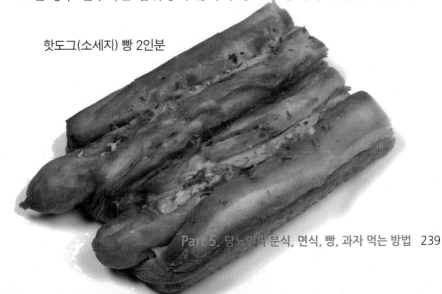

당뇨인도 먹을수 있을까?
와플빵

GI 76~77

와플, 간식, 식사

보통 토핑의 바닐라 와플은 100g당 탄수화물 45g, 단백질 7g, 지방 10g, 열량은 300kcal 전후이다. 혈당지수는 GI 76이다. 와플은 크림이나 잼을 더 올려먹기 때문에 당분, 지방, 탄수화물이 토핑을 올릴수록 많아진다. 와플 100g은 간식이기 때문에 식사를 대신하려면 보통 200g을 먹는다. 200g을 섭취할 경우 탄수화물은 밥 한 공기보다 많아진다.

와플은 빵이나 떡에 비해 탄수화물 함량이 10% 정도 적은 식품이지만 크림이나 잼을 기본 토핑으로 먹기 때문에 당뇨인의 식사나 간식으로는 적합하지 않다. 섭취하게 되면 30g 정도만 섭취한다.

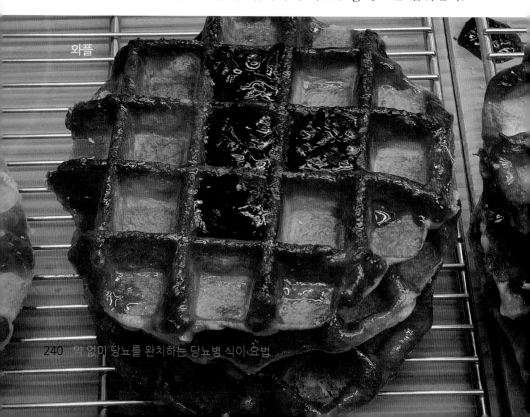

와플

당뇨인도 먹을 수 있을까?
카스테라
GI 46/70

카스테라, 스폰지케익, 간식, 식사

일반적인 카스테라는 100g당 탄수화물 50g, 단백질 6g, 지방 5~10g, 열량은 300g 전후를 제공한다. 카스테라는 유제품과 달걀을 많이 사용하기 때문에 재료 배합에 따라 GI 지수가 더 낮아질 수도 있다.

일반적인 카스테라는 흰 빵보다 GI 지수는 낮지만 콜레스테롤은 상당히 높은 수준으로 함유되어 있다. 낮은 GI 수치는 혈당 관리에 유리하지만 높은 콜레스테롤 수준은 혈관 관리에 불리하므로 당뇨인에겐 적합한 식품은 아니다. 섭취하게 되면 30g 정도만 섭취한다.

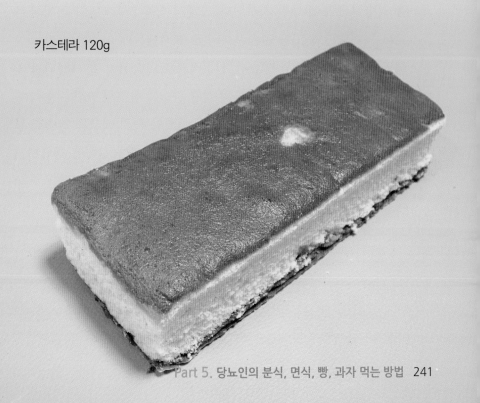

카스테라 120g

당뇨와 디저트 케이크
케이크, 디저트 케이크

케이크, 디저트 케이크, 간식, 식사

    케이크는 생일이나 크리스마스 같은 파티 날에 먹는 빵이지만 요즘은 1인분 시장이 활성화되어 초콜릿 케이크나 과일 케이크 등 1인분 디저트 케이크도 많이 볼 수 있다. 보통 커피를 마실 때 곁들여 먹는다. 케이크는 버터와 유지방을 많이 첨가하기 때문에 GI 지수는 생각보다 낮다. 케이크와 비슷한 파운드케이크와 카스테라도 GI 지수는 낮지만 인슐린 지수는 쌀밥만큼 높으므로 당뇨인은 섭취를 피해야 한다. 혈당 때문에 발생하는 GI 지수와 달리 인슐린 지수는 탄수화물 섭취에 의한 혈당뿐 아니라 단백질과 지방 때문에 발생하는 총 인슐린 농도에 대한 지수이다. 그래서 식후 2시간 동안 혈액에 증가되는 인슐린 농도를 인슐린 지수로 표시했는데 이는 인슐린 의존성 당뇨병 환자(제1형 당뇨병. 선천적으로 인슐린이 잘 생성되지 않는 당뇨병)나 고지혈증 환자들의 식단 관리에 참고할 만한 지수이다.

    즉, 케이크는 GI 지수가 낮은 식품이지만 몸 속에서는 인슐린 분비를 쌀밥을 먹은 것처럼 많이 분비시키므로 당뇨인에겐 적합하지 않은 식품이다.

디저트 케이크

당뇨인도 먹을 수 있을까?
치아바타 샌드위치 GI 72

치아바타, 이탈리아식 센드위치, 긴식, 식사

치아바타는 이탈리아에서 프랑스 바게트가 선풍적인 인기를 얻을 때 등장한 빵으로 주로 소금으로 간을 한 빵이므로 GI 지수는 72이다. 속재료는 야채, 치즈, 햄 등이다. 본고장인 이탈리아에서도 만드는 방식이 다양해 잼을 넣기도 하지만 당뇨식으로 섭취하려면 잼은 넣지 않는 것이 좋다. 대개 짭조름한 맛으로 먹는데 국내에서는 앙버터빵을 치아바타로 만드는 경우도 있다.

햄과 치즈, 양상추 등을 넣은 햄치즈치아바타 1인분은 약 150g이다. 탄수화물은 45g, 단백질은 23g, 지방은 20g, 포화지방은 10g이고 나트륨은 1,000mg, 열량은 450kcal이다. 한 끼 식사로 먹기에는 포만감이 적지만 보통 아침 식사로 베이글 대신 먹는 사람도 있다. 쫄깃하면서 약간 짠맛이 나는 빵이므로 고혈압 합병증이 있는 사람은 조금만 섭취한다.

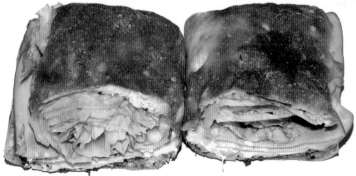

치아바타 빵은 빵집마다 제조 공정이 달라 모양이 천차만별이다.

당뇨와 도넛
도넛 GI 76~86

빵, 도넛, 간식, 식사

도넛은 밀가루, 버터, 계란, 우유 등의 재료를 링 모양으로 반죽한 후 식용유에 튀긴 것이므로 GI 지수도 높고 지방 함량도 많다. 요즘은 반죽에 쌀가루도 넣을 뿐 아니라 초콜릿이나 설탕으로 코팅하기 때문에 GI 지수는 천차만별이지만 평균적으로 GI 76으로 보고 있다.

링 모양의 일반 큰 도넛은 무게 60g, 칼로리는 표면에 바른 당질에 따라 달라지므로 200~300kcal이다. 탄수화물은 25~30kg, 단백질은 3g, 지방은 15~20g이다. 나트륨과 칼륨 함량은 적다.

보통은 도넛 1개로는 양이 차지 않기 때문에 2~3개를 섭취하는데 그럴 경우 밥 1공기보다 많은 탄수화물과 하루 필요치 지방(일 50g±)을 초과하게 되므로 주의한다.

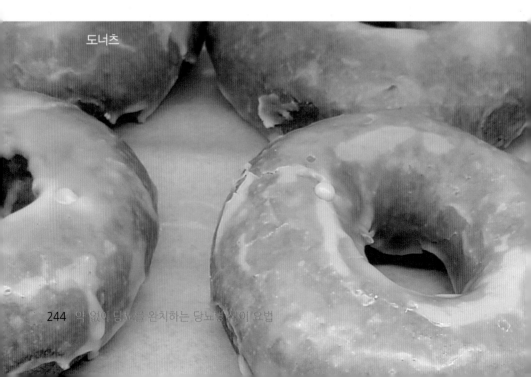

도너츠

기름에 튀긴 빵

사라다빵, 고로케 GI 65~90

사라다빵(샐러드빵), 고로케, 간식, 식사

　사라다빵이나 고로케 빵에 대한 GI 지수 자료는 없지만 이들 빵의
원조라고 할 수 있는 빵이 외국에 크로켓이란 이름으로 있다. 크로켓
의 혈당지수는 포테이토 크로켓의 경우 GI 85, 고기 크로켓의 경우
GI 90까지 나오지만 통곡물과 견과류 따위로 만든 것은 GI 60 이하도
있다. 크로켓 역시 튀김옷이나 속재료에 따라 GI 지수가 천차만별이
다. 아무튼 국내의 사라다빵이나 고로케의 GI 지수는 외국의 크로켓
이 아니라 우리나라의 흰 빵과 비슷할 것으로 추정된다.

　고로케의 영양 성분은 속에 들어 있는 내용물에 따라 달라진다. 보
통 고로케 100g당 칼로리는 280kcal, 지방은 5~15g이다. 지방 성분
의 편차가 심한 이유는 치즈나 마요네즈를 넣은 것도 있기 때문이다.
탄수화물 함량도 5~30g까지 편차가 다양하다. 사라다빵을 섭취하려
면 1개 이하, 마요네즈를 피해 케찹만 올려서 먹는다.

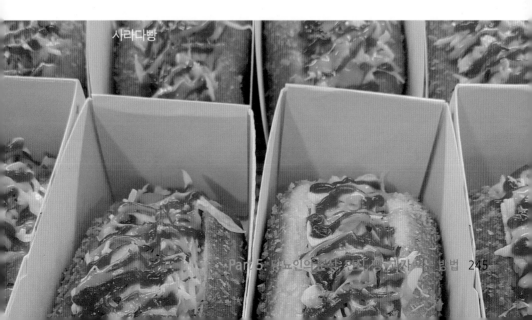

사라다빵

피자를 당뇨인이 먹을 수 있을까?
피자 GI 70 (30~82)

피자, 간식, 식사, 술안주

　피자는 재료에 따라 다양한 스타일이 나오기 때문에 GI 지수도 천차만별이다. 일반적으로 피자의 반죽인 도우에 밀가루 외에 어떤 다른 곡물 가루를 혼합하냐에 따라 피자의 GI 지수도 결정된다. 보통의 피자는 GI 지수 60~80 사이에 걸쳐 있는데 토마토 토핑과 육류 토핑이 많을수록 밀가루 함량이 줄어들므로 GI 지수는 낮지만 당뇨인에 적합하다고는 볼 수 없다.

　왜냐하면 GI 지수가 낮아도 동물성 지방 성분이 많으면 혈관 건강에 좋지 않기 때문이다. 미국 당뇨병 학회는 당뇨병을 진단받은 사람은 고혈압 같은 혈관 질환 합병증을 예방하려면 지방 섭취를 현저하게 제한해야 한다고 말한다.

피자 1회분

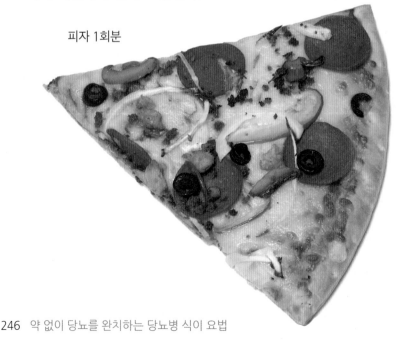

당뇨인을 위한 최고의 빵은 무엇일까?
또띠야 롤샌드위치　GI 30

또띠야, 간식, 식사

또띠야는 멕시코 토종 음식으로 옥수수가루나 밀가루를 팽창제를 사용하지 않고 반죽한 후 얇게 펴서 만든 빵이다. 전통적으로는 옥수수가루로 만들어야 하지만 가격이 비싸기 때문에 요즘은 밀가루로 만든 또띠야도 많다. 옥수수가루 반죽을 또띠야처럼 한 뒤 튀긴 것이 나초 같은 과자이다. 또띠야 빵의 GI 지수는 30이지만 또띠야 롤샌드위치의 GI 지수는 랩 안에 넣은 재료에 따라 점점 높아진다.

랩 안에는 보통 야채 샐러드와 토마토 따위, 햄이나 닭가슴살을 넣을 수 있다.

시중에서 볼 수 있는 큰 또띠야 샌드위치의 무게는 200~240g이고 빵과 속재료 포함 탄수화물 총량은 40~45g이다. 빵 중에서는 발효 빵인 샤워도우 빵과 함께 당뇨인도 먹을 수 있는 거의 유일한 최고의 당뇨 빵이다. 권장 섭취량은 한 끼에 1개가 적합하다.

일반 시저치킨랩 큰 것
200~240g

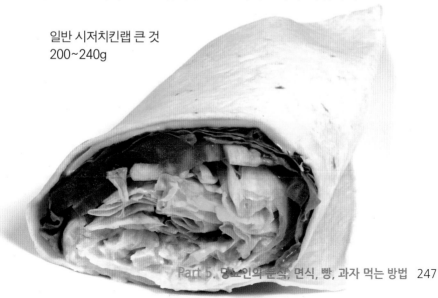

최고의 당뇨 빵 2종과 GI 지수

당뇨병이 생기면 그 후에는 혈당이 오를 때마다 온몸이 쑤시고 아프기 때문에 저절로 먹는 것에 조심하게 된다. 혈당이 오를 때마다 손발이 정신없이 아프거나 두통·시력 장애가 오는 것을 경험하면 그후부터는 혈당이 오르지 않는 음식만 찾는 것이다. 빵은 혈당을 올리는 대표 식품이기 때문에 당뇨인들이 피하는 음식이 되는데 또띠야처럼 저탄수화물 빵은 당뇨인도 먹을 수 있다. 물론 저탄수화물 빵도 1인분 이상 과식하지 않도록 주의한다.

속재료를 넣지 않은 순수 또띠야는 빵 중에서 가장 GI 지수가 낮다. 또띠야는 옥수수나 밀가루 반죽에 소금간만 하고 얇게 구운 것이므로 두꺼운 종이 씹는 맛의 맛있는 빵은 아니다. 또띠야처럼 혈당지수가 낮은 최고의 당뇨 빵은 발효 빵인 샤워도우 빵이 있다. 샤워도우 빵은 레시피에 충실하면서 만들어야 하기 때문에 샤워도우 전문 빵집에서 구매해야 한다. 샤워도우 빵을 정식 레시피대로 만들지 않으면 바게트 빵 비슷한 게 나오는데 이런 빵은 진짜가 아니므로 GI 지수가 높다. 즉 또띠야와 샤워도우 빵이 당뇨 빵에 적합하다.

이번에는 당뇨인이 조심해야 할 고탄수화물 빵을 정리하였다.

호밀빵과 통밀빵은 건강 빵이라고로 알려져 있지만 1회분 이상을 섭취하면 당뇨를 악화시킬 수도 있다. 흰 빵은 단팥빵, 소보로빵, 크림빵 등이 있는데 대부분 설탕과 지방 함량이 높기 때문에 당뇨인은 섭취를 피한다. 아침 식사 대신 먹는 베이글은 빵이 무거운 만큼 개당 탄수화물 함량도 밥 한 공기에 육박하므로 당뇨인 빵은 아니다.

빵 24종의 GI 지수와 특징 비교하기

빵 종류	GI지수	특징
저탄수화물 빵		
또띠야 (옥수수나 밀가루 기반 멕시코 납작 빵)	30	당뇨인 대상 추천 빵
해바라기 씨와 보리 통곡 혼합 빵	40	
차파티 (또띠야 비슷한 인도의 납작 빵)	50	
사워도우 빵	54	
중탄수화물 빵		
그랜라리 빵 (통밀, 밀, 보리 혼합의 영국 갈색 빵)	62	크루와상을 당뇨인이 간식으로 섭취할 경우 1일 50g 이하로 제한. (밥과 같이 먹을 수 없음)
난 빵 (인도, 중동지역의 향토 납작 빵)	63	
통밀 피타 빵 (통밀로 만든 납작 빵)	63	
리비타 크리스프 빵 (통밀로 만든 과자형 빵)	64	
크루아상	67~68	
화이트 피타 빵 (밀가루로 만든 납작 빵)	67	
크럼펫 (영국 토종 밀가루 빵)	69	
고탄수화물 빵		
호밀 빵 (밀가루 함량에 따라 달라짐)	70	당뇨인은 단팥빵, 크림빵, 슈크림빵, 소보로빵 등의 일반 빵 섭취 자제. 간식으로 섭취시 단팥빵 1/3 크기인 1일 30g 이하로 제한.
소다 빵 (아일랜드식 빵)	70	
흰 빵 평균 (당도, 밀가루 함량에 따라 GI 다름)	72 (~95)	
치아바타 빵 (이태리 토종 빵)	72	
베이글 (토핑 없는 일반형)	72~73	
브레드스틱 (이탈리아의 막대기형 빵)	72	
브라운 빵 (속이 갈색인 빵)	75	
통밀 빵 평균 (당도, 밀가루 함량에 따라 GI 다름)	73 (~80)	
밀가루, 콩가루, 아마씨 혼합 곡물 빵	74	
밀가루와 씨앗 믹스 분말 혼합 빵	80	당뇨인은 반드시 섭취 불가
버터롤	83	
크래커 빵 (얇게 만든 크래커 스타일 빵)	85	
식빵, 바게트	90~95	

당뇨인은 떡을 먹을 수 있을까?
떡, 찹쌀떡, 멥쌀떡 GI 82

떡, 찹쌀떡, 멥쌀떡, 송편, 간식, 식사

일반적으로 떡의 GI 지수는 82로 보고 있다. 물론 떡마다 재료가 다르므로 정확한 값은 아니다. 예를 들면 팥떡보다는 콩떡이 GI 지수가 조금 낮을 것이고, 찹쌀떡보다 멥쌀떡이 GI 지수가 조금 낮을 것이다.

떡은 GI 지수는 높지만 빵과 달리 버터나 식용유를 사용하지 않으므로 혈관 질환에는 나쁘지 않다. 다만 떡 1인분을 100g이라고 할 때 탄수화물 함량이 50g에 달하므로 조금만 더 먹어도 쌀밥 한 공기를 먹는 것과 마찬가지이므로 당뇨인에겐 적합한 음식은 아니다.

예를 들어 송편 1개는 약 10g의 탄수화물을 함유하고 있으므로 6개만 먹어도 밥 한 공기를 먹는 것이 된다. 당뇨인이라면 송편도 2~3개 정도만 먹는 것이 좋다.

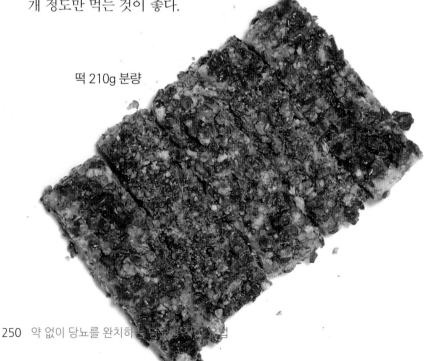

떡 210g 분량

떡과 빵은 무게에 비해 탄수화물 함량이 높다. 예를 들어 200g의 떡이나 빵은 밥 1공기와 비교해 150%의 탄수화물을 함유하고 있으므로 떡이나 빵을 한 번에 200g 먹으면 살이 찔 수밖에 없는 것이다.

콩찰떡 100g
(1~2회분)

혈당 그래프

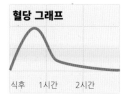

식후   1시간   2시간

칼로리 소비에 필요한 운동량

걷기	자전거	필라테스
80분	55분	95분

열량	240cal±	일 2200kcal± 권장
탄수화물	50g±	일 250~400g 권장
설탕당	–	
단백질	6.5g±	일 1kg 체중당 1.1g 권장
지방	0.8g±	일 50g± 권장
포화지방	0.1g±	일 15g± 권장
다불포화지방	0.3g±	떡과 빵은 제품 무게의 절반을 탄수화물이 차지한다.
불포화지방	0.2g±	
콜레스테롤	0mg	
식이섬유	3.6mg±	일 20~25g 권장
나트륨	200mg±	일 2000mg 권장
칼륨	200mg±	일 3500mg 권장

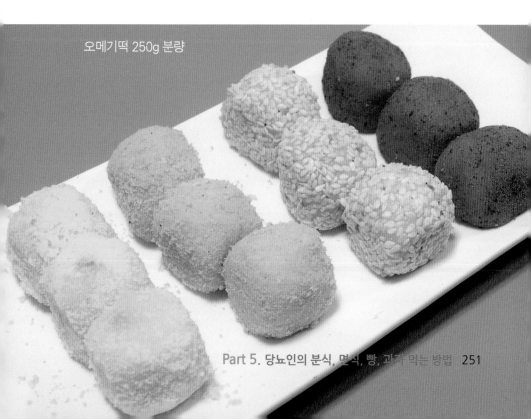

오메기떡 250g 분량

당뇨인과 거리음식 1
붕어빵 GI 80~95

붕어빵, 국화빵, 계란빵, 간식

붕어빵, 국화빵, 계란빵 등의 거리에서 볼 수 있는 빵 종류는 대부분 GI 지수가 높다. 거리의 빵 중 우유나 치즈 같은 유제품 함량이 높은 카스테라 같은 빵은 GI 지수가 낮지만 동물 콜레스테롤이 함유되어 있다. 당뇨 신난을 받은 사람은 붕어빵 등을 1개는 먹을 수 있지만 당뇨가 많이 진행된 사람을 섭취를 피하는 것이 좋다. 팥이 들어간 붕어빵의 무게는 개당 약 60g, 열량은 120kg 내외이다. 탄수화물은 개당 22g, 설탕당은 7g 정도이므로 붕어빵 3개는 밥 한 공기와 비슷한 탄수화물이 함유된, 당뇨에는 적합하지 않은 빵이다. 참고로 슈크림이 들어 있는 붕어빵은 열량이 더 높다.

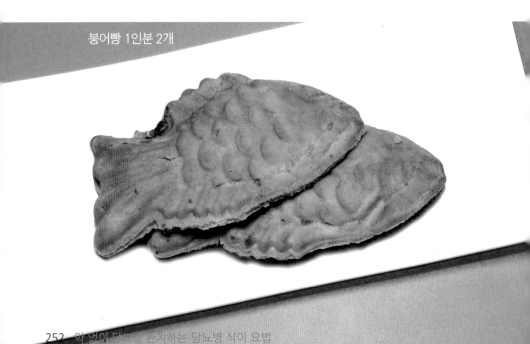

붕어빵 1인분 2개

당뇨인과 거리음식 2
떡볶이 GI 85

떡볶이, 치즈떡볶이, 간식, 식사

　어린이들이 좋아하는 떡볶이의 1인분은 200g이고 아래 사진은 떡볶이 2인분 분량이다.

　떡볶이 1인분 200g에는 탄수화물 60g, 설탕당 7g, 단백질 7g, 지방 3g이 함유되어 있고 열량은 280kcal 정도이므로 쌀밥 1공기를 먹는 것과 비슷하게 혈당을 높인다. 당뇨인은 떡볶이를 먹는 것을 자제하는 것이 좋으며 간혹 먹게 된다면 1인분의 절반인 100g 정도만 섭취한다. 떡볶이와 흔히 같이 먹는 어묵은 보통 50% 정도 밀가루가 함유되어 있으므로 떡볶이와 같이 섭취할 때는 둘 다 조금만 섭취해야 한다.

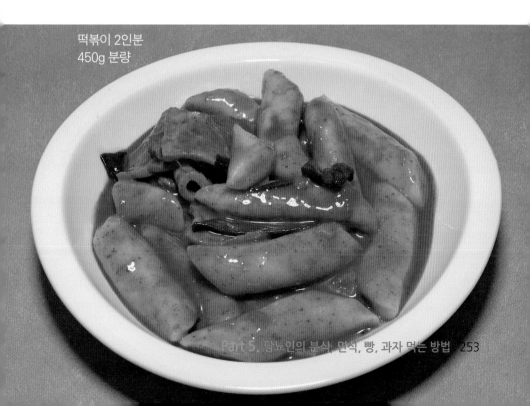

떡볶이 2인분
450g 분량

당뇨인도 먹을수 있을까?
튀김

튀김, 간식, 식사, 술안주

감자를 찌면 GI 지수가 90을 넘지만 튀기면 GI 지수가 50 이하로 낮아진다. 그러나 감자에 밀가루 튀김옷으로 입히고 튀기면 또 GI 지수가 높게 나온다. 이유야 어쨌든 찌거나 구운 것보다는 튀긴 음식이 혈당지수는 조금 낮다. 역시 버터나 유제품을 넣으면 안 넣은 것보다 GI 지수가 낮아지지만 당뇨인 입장에서는 혈당을 빠르게 올리지 않는 점이 장점이면서도 혈관에 나쁜 버터를 불필요하게 섭취해야 하는 딜레마에 봉착한다. 특히 콩기름이나 옥수수기름은 여러 번 튀길수록 성분이 나빠져 몸 속 염증을 유발하므로 튀김을 먹지 말라고 하는 것은 이런 이유 때문이다.

만일 튀김을 먹게 된다면 감자나 고구마 튀김 대신 오징어 튀김 같은 해산물 튀김을 섭취하면 혈당을 덜 올릴 것이다. 튀김의 무게는 개당 50~70g이다. 고구마튀김은 100g당 탄수화물 33g, 단백질 3.5g, 지방 6.3g, 식이섬유 2.g, 열량은 200kcal이다. 대자 튀김 3개의 탄수화물 총량은 약 50~60g이므로 고구마 튀김 3개를 섭취하면 밥 1공기에 함유된 탄수화물과 18g의 지방은 덤으로 섭취하게 되므로 많이 먹지 않도록 주의한다.

튀김 1인분 3개

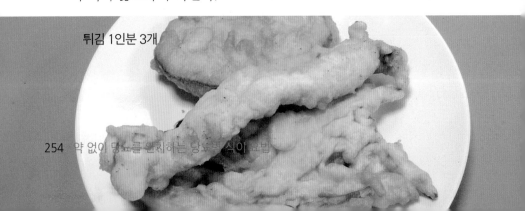

당뇨인이 먹을 수 있는 전 음식 찾아보기
전, 두부전, 동태전, 빈대떡

전, 파전, 두부전, 동태전, 게맛살전, 빈대떡, 간식, 식사, 술안주

튀김과 마찬가지로 감자도 생감자만 전을 붙이면 GI 지수가 낮아지지만 밀가루옷을 입히고 전을 붙이면 GI 지수가 생각보다 낮아지지는 않는다. 전 요리의 GI 지수는 원재료보다는 밀가루에 영향을 받지만 원재료를 잘 골라야 GI 지수가 낮은 것을 찾아 먹을 수 있다. 예를 들면 동태살이나 오징어, 두부로 만든 전은 GI 지수가 낮은 편이다.

그러므로 당뇨인에게 좋은 전 요리는 게맛살전, 동태전, 김치전, 두부전 따위가 있을 것이다. 육류 전은 혈관 질환의 요인이 되는 육류와 육류지방을 주원료로 한 전이므로 당뇨 환자는 가급적 섭취를 피한다.

전 요리 역시 콩기름이나 옥수수기름으로 조리하기 때문에 많은 양을 섭취하면 두 식용유의 특성상 몸속 염증을 악화시킬 수 있으므로 과식하지 않는다. 튀김이나 전 요리를 만들 때 건강에 나쁜 영향을 덜 주는 식용유를 찾는다면 카놀라유가 정답이다.

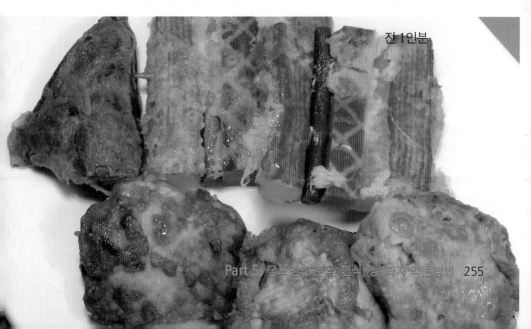

전 1인분

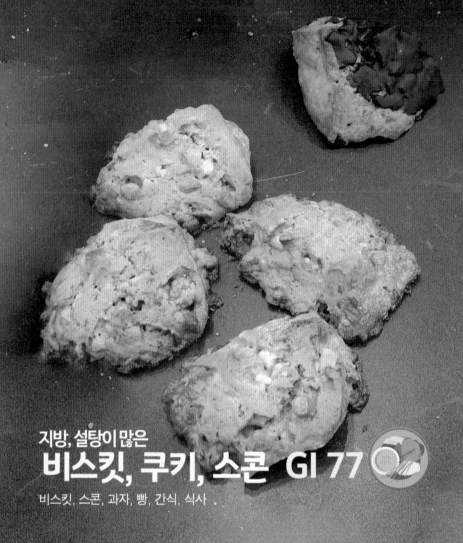

지방, 설탕이 많은
비스킷, 쿠키, 스콘 GI 77

비스킷, 스콘, 과자, 빵, 간식, 식사

비스킷은 밀가루와 버터, 우유, 계란, 설탕, 향신료 등을 반죽해서 구운 과자이다. 일반적으로 지방 및 당도 함량이 매우 높다. 스콘은 비스킷의 일종이지만 약간 빵 식감을 가지고 있고 식사용으로 먹기 때문에 당분 함량은 적다. 비스킷의 혈당지수는 밀가루와 배합된 곡물에 따라 다르다. 보통의 쿠기는 GI 77이지만 GI 90 이상의 비스킷도 있다.

당뇨인과 비스킷, 쿠키, 스콘, 건빵

비스킷, 쿠키, 스콘, 건빵은 전부 비스킷으로 분류한다. 비스킷은 빵과 달리 밀가루와 버터가 밀집되어 있고 맛을 내기 위해 설탕을 많이 넣는다. 이 때문에 비스깃류는 전부 딩뇨인과 적힙하지 않은 식품이다. 만일 섭취를 하려면 스콘은 1회 1개, 둥근 모양의 비스킷은 1회 2장 정도인데 그 정도로는 포만감이 없기 때문에 스콘을 3개 먹거나 비스킷을 10장 먹기도 하고 초콜릿이 코팅된 비스킷을 먹기도 한다. 비스킷 100g은 밥 1공기 분량의 탄수화물과 비슷하고 지방 섭취량은 많다. 당뇨인은 일반 둥근 비스킷의 경우 2개 이하를 섭취하거나 아예 먹지 않는 것이 좋다.

통밀비스킷100g
(30g이 1회분이다.)

혈당 그래프

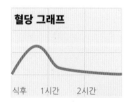

식후   1시간   2시간

칼로리 소비에 필요한 운동량

걷기	자전거	필라테스
85분	55분	100분

열량	336cal±	일 2200kcal± 권장
탄수화물	47g±	일 250~400g 권장
설탕당	3g±	
단백질	10g±	일 1kg 체중당 1.1g 권장
지방	12g±	일 50g± 권장
포화지방	–	일 15g± 권장
다불포화지방	–	비스킷은 제품별 재료 배합과 성분이 다르므로 영양 성분은 천차만별이다.
불포화지방	–	
콜레스테롤	3mg±	
식이섬유	2.2mg±	일 20~25g 권장
나트륨	900mg±	일 2000mg 권장
칼륨	300mg±	일 3500mg 권장

비스킷
100g 분량

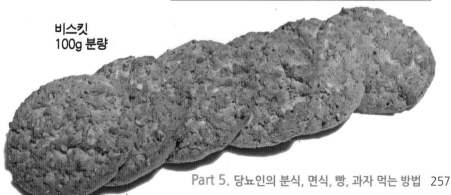

생각보다 지방 성분이 많은
크래커 GI 70

크래커, 과자, 간식

　비스킷의 일종인 크래커는 보통의 쿠기가 설탕으로 맛을 내는 반면 소금으로 맛을 내는 과자이다. 주성분은 비스킷과 비슷하므로 버터, 우유 등이 함유된다. 설탕 대신 소금으로 맛을 낸 과자이기 때문에 혈당지수는 조금 낮은 GI 70이다. 1회 섭취량은 30g이다. 아래 그림이 30g 분량이므로 과자를 좋아하는 사람들은 포만감을 느끼기 위해 20장을 먹는데 그럴 경우 섭취 열량만 600kcal를 훌쩍 넘기 때문에 밥 2공기를 먹는 것과 비슷하게 혈당지수가 상승하게 된다. 크래커의 지방 함량은 비스킷보다 높은 경우도 많다. 혈당 관리를 해야 할 당뇨인은 섭취를 피해야 한다.

크래커 1회분
30g 분량

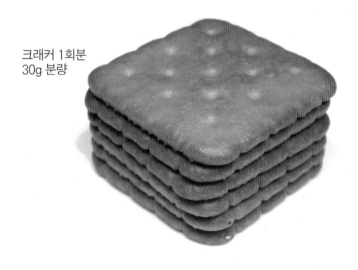

당뇨인과 유탕 과자
콘칩, 감자칩 GI 50~73

유탕(기름에 튀긴) 과자, 콘칩, 감자칩, 간식, 술안주

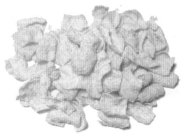

우리가 먹는 90% 이상의 과자는 맛을 내고 유통 기한을 늘리기 위해 기름에 튀기는 유탕 과자이다. 이때 사용하는 기름은 식물성의 팜유이다.

팜유는 열대 아프리카와 열대 아시아에서 식용유를 채종하기 위해 흔히 재배하는 기름야자(*Elaeis guineensis*)의 열매 과육을 압착해서 만든 식용 유지이다. 식물성 유지이지만 포화지방 함량이 동물성 지방보다 더 높을 뿐 아니라 식물성임에도 상온에서는 반고체 상태가 된다. 팜유 100g의 성분을 보면 포화지방 함량이 거의 50%를 차지하고, 나머지 40%는 올레산이다. 올레산은 섭치를 하지 않아도 인간의 몸에서 자연스럽게 생성되는 성분이다. 팜유의 나머지 10%는 오메가 6이고, 오메가 3은 거의 함유되어 있지 않다.

국내에는 우지파동으로 동물성 기름으로 튀긴 라면의 인기가 떨어지자 라면을 튀길 목적으로 식물성 기름 중 가장 저렴한 가격의 팜유가 대량 도입되면서 과자 공업에서도 매우 중요한 원료가 되었다.

팜유로 튀긴 콘칩이나 감자칩 같은 유탕 과자는 포화지방과 소금 함량이 매우 높다. 이 두 성분은 혈관 질환을 일으키는 물질이다. 빵보다는 GI 지수가 낮지만 당뇨인에겐 적합하지 않은 식품인 셈이다.

당뇨인과 간식 섭취
팝콘, 뻥튀기, 간식

팝콘, 뻥튀기, 찐옥수수, 감자, 고구마, 군밤, 간식

팝콘의 GI 지수는 55~89에 걸쳐 있다. 버터와 나트륨 함량도 높기 때문에 당뇨인은 섭취할 수 없다. 만일 섭취하게 된다면 20g 이내로 제한하는 것이 좋다.

강냉이의 GI 지수는 70, 쌀로 만든 튀밥의 GI 지수는 82 정도이다. 팝콘과 달리 버터나 나트륨, 설탕은 거의 들어가지 않지만 GI 지수가 높은 편이다. 당뇨인이 만일 섭취한다면 20g 이내로 제한하는 것이 좋다.

찐 옥수수의 GI 지수는 73, 찐 감자의 GI 지수는 90 전후, 고구마의 GI 지수는 50~70인데 굽거나 기름에 볶으면 GI 지수가 달라진다. 당뇨인은 GI 70 이상의 식품을 간식으로 섭취하는 것을 자제해야 한다.

팝콘 30g

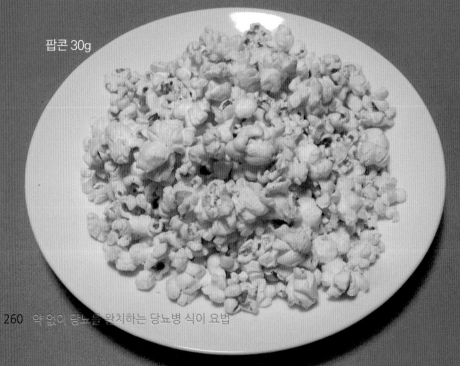

가정에서 흔히 먹는 토종 간식들의 GI 지수를 비교하면 토종 간식의 대부분은 GI 지수가 높기 때문에 당뇨인의 간식으로 적합하지 않다. 당뇨인은 토종 간식을 섭취할 때 1회 섭취량을 20g 이내로 제한하되 섭취 후 손발저림이 심해지면 그 후에는 아예 섭취를 피해야 한다. 그러나 인간의 식욕은 항상 이성을 이긴다. 먹고 나서 후회하고 그것을 반복하다 보면 당뇨합병증인 뇌졸중 등으로 인생의 종말을 맞이한다는 것을 명심하자.

간식명	GI지수	특징
옥수수(찐 것)	73	
감자(찐 것)	82~90	GI지수가 쌀밥만큼 높기 때문에 당뇨인에게 적합하지 않다.
감자(구운 것)	110	
으깬 감자	82	
프렌치프라이(감자튀김)	70~85	탄수화물, 지방, 나트륨 함량이 높아 당뇨인에게 적합하지 않다.
포테이토칩 (기본 양념)	51~60	
고구마	50~70	
강냉이 (옥수수)	70	섭취시 20g 이내로 제한한다.
튀밥(쌀)	82	
팝콘	55~89	

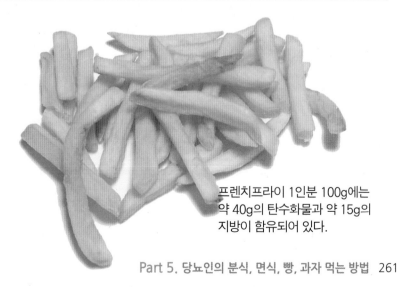

프렌치프라이 1인분 100g에는 약 40g의 탄수화물과 약 15g의 지방이 함유되어 있다.

당뇨인과 얼음과자
아이스크림 GI 61

아이스크림, 아이스바, 얼음과자, 간식

아이스크림은 크기에 비해 탄수화물과 당분 함량이 많지만 유제품과 버터 등을 사용해 만들기 때문에 소화 속도가 늦어 혈당을 늦게 올린다. 따라서 GI 지수는 낮은 편이다. 그렇다고 당 걱정 없이 섭취할 수 있는 것은 아니다. 당뇨인은 미래에 당뇨합병증인 각종 혈관 질환이 발생하는 것을 차단하려면 동물성 지방 성분이 많은 아이스크림의 섭취를 피해야 한다.

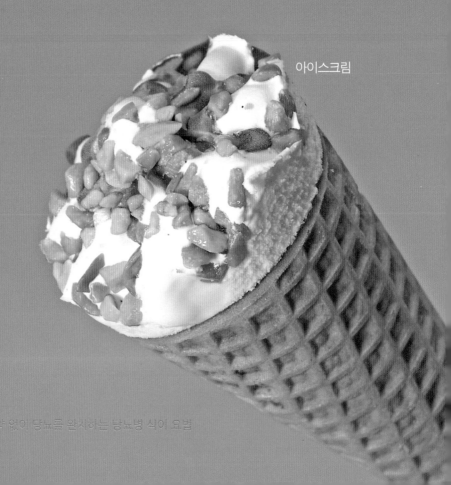

아이스크림

당뇨를 원인으로 하는 합병증은 혈관 질환이 대다수를 차지한다. 동맥경화, 뇌졸증, 치매가 대표적이다. 당뇨는 혈관 벽에 콜레스테롤이 쌓여 혈관을 좁게 하여 치매를 야기하는데 콜레스테롤은 특성상 동물성 지방을 섭취할 때 문제기 키진다. 즉, GI 지수기 낮이 혈당 관리에 좋은 음식이라고 마구 먹는 것은 아니다. GI 지수가 낮은 고기를 당뇨인들이 안 먹는 이유는 동물성 포화지방이 무섭기 때문이다.

아이스크림 150ml
(1회분, 콘 모양 아이스크림)

혈당 그래프

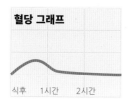

식후　1시간　2시간

칼로리 소비에 필요한 운동량

걷기	자전거	필라테스
60분	40분	75분

열량	245cal±	일 2200kcal± 권장
탄수화물	33g±	일 250~400g 권장
설탕당	20g±	
단백질	3~4g±	일 1kg 체중당 1.1g 권장
지방	9~11g±	일 50g± 권장
포화지방	7g±	일 15g± 권장
다불포화지방	–	아이스크림 원료인 우유 100g에는 탄수화물 5g 이 함유되어 있다.
불포화지방	–	
콜레스테롤	5~10mg	
식이섬유	–	일 20~25g 권장
나트륨	15~30mg±	일 2000mg 권장
칼륨	–	일 3500mg 권장

아이스바 75ml
(1회분, 유제품 함유형)

혈당 그래프

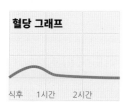

식후　1시간　2시간

칼로리 소비에 필요한 운동량

걷기	자전거	필라테스
25분	15분	35분

열량	100cal±	일 2200kcal± 권장
탄수화물	16g±	일 250~400g 권장
설탕당	12g±	
단백질	2g±	일 1kg 체중당 1.1g 권장
지방	3.3g±	일 50g± 권장
포화지방	–	일 15g± 권장
다불포화지방	–	유제품 비함유 아이스바는 탄수화물이 낮아진다.
불포화지방	–	
콜레스테롤	9mg	
식이섬유	3.6mg±	일 20~25g 권장
나트륨	65mg±	일 2000mg 권장
칼륨	–	일 3500mg 권장

당뇨인과음료
커피, 차, 청량음료, 우유, 주스, 술
청량음료, 디저트, 간식, 에너지 보충

커피

아메리카노 같은 무가당 커피는 GI 지수가 낮지만 식전 커피는 식사 후 인슐린 분비량을 30~40% 촉진하고 인슐린 저항성을 더 키운다. 무카페인 커피는 인슐린 저항성에 영향을 주지 않으므로 당뇨인의 식전 커피는 무카페인 커피가 좋지만 무카페인 커피는 커피 지방이 문제될 수도 있다. 설탕, 우유 등을 가미한 카푸치노 같은 커피는 지방 외에 5~20g의 탄수화물이 함유되어 있다.

녹차, 전통차, 허브티, 두유

녹차는 카페인 성분이 있으므로 적량만, 허브티는 당뇨 증세와 상관없지만 역시 적량만 마신다. 유자차 등의 전통차는 당이 가미되어 있으므로 당뇨인에겐 부적합하다. 두유는 당뇨인에게는 최고 선택이지만 무가당 두유나 두부집에서 만든 수제 두유가 좋다.

청량음료, 주스와 당뇨인

청량음료와 주스는 대부분 10g 이상의 당이 가미되어 있으므로 당뇨인에게 부적합하다. 예를 들어 콜라는 200ml당 탄수화물이 23g이나 함유되어 있는데 GI 지수도 높으므로 많이 마시지 않도록 주의한다.

술

당뇨는 췌장이 인슐린을 너무 만들어내다가 생긴 병이다. 술 같은 알코올이 채내에 들어가면 인슐인의 분비를 더욱 촉진하므로 췌장 기능이 더 혹사를 하다 망가진다. 당뇨 진단을 받은 경우에는 그날부터 술을 멀리해야 하고 손발저림 증세가 있는 사람은 아예 마실 수 없다.

음료 종류	GI 지수	특징
청량음료, 주스, 우유		
콜라, 사이다, 가당 탄산음료	63~73	당뇨인은 주스, 청량음료, 우유를 마실 수 없다.
주스	47~76	
우유	27	
커피		
블랙커피 (당이 없는 원두커피) (당뇨가 있는 사람의 식전 커피는 인슐린 저항성을 키운다는 연구가 있으므로 무카페인이 좋을 수 있다)	32	당뇨인은 블랙커피 위주로 마신다.
가당 커피 평균	43	
카페라테, 카푸치노, 카페마키아또	35	
녹차, 허브티, 디저트 음료		
블랙티	-	허브티는 당뇨인에게는 적합한 음료이지만 민트 계열 허브티는 임산부에게는 부적합하다.
녹차 (탄수화물과 당이 가미된 것)	0~73	
계피차 같은 당이 가미된 차, 토종 차	63~73	
허브티	-	
스무디	26~34	
레모네이드	49~59	
알코올 음료, 술		
레드와인	술은 GI 지수가 0~42이다. GI 지수가 낮지만 당뇨인은 술을 마실 수 없다.	
맥주		
소주, 보드카류		

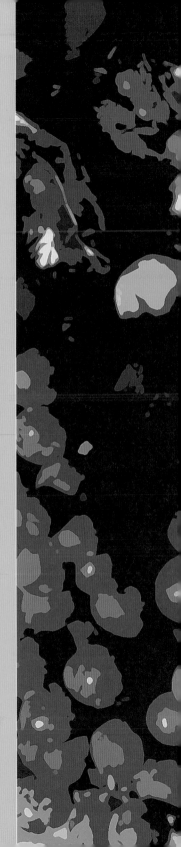

Part 6.
당뇨인의
과일과 반찬
먹는 방법

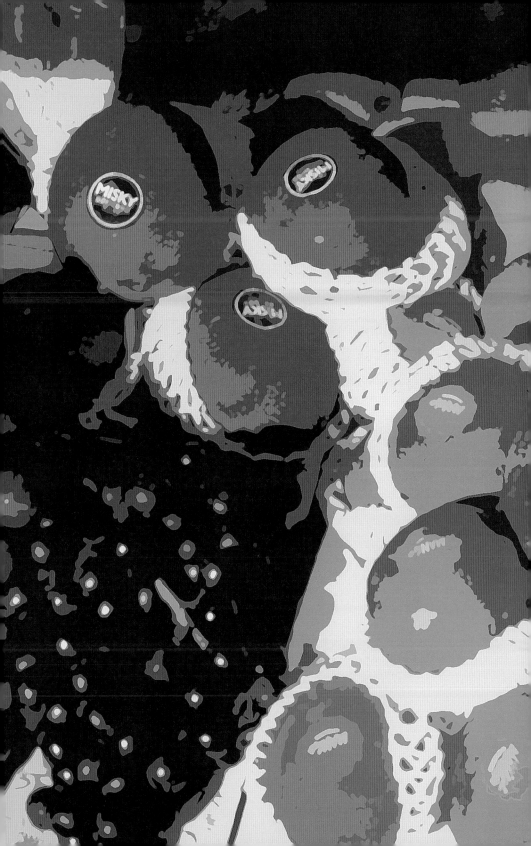

당뇨에 좋은 과일은 무엇일까?
당뇨인의 과일 섭취

과일, 간식, 식사

과거의 경우 과일은 당분 성분이 높기 때문에 당뇨에 나쁘다고 알려졌지만 최근에는 과일이 오히려 당뇨에 좋다고 알려지고 있다. 그 이유는 과일은 식이섬유 덩어리이고 식이섬유는 특성상 장에서 소화가 느리게 되므로 당으로 전환되는 속도도 늦고 그래서 혈당을 완만하게 올리기 때문에 혈당이 급격하게 오르는 식품의 섭취를 줄여야 하는 당뇨인에겐 적합한 식품이라고 인정받은 것이다.

물론 과일 역시 당분 외에 탄수화물도 함유하고 있으므로 많이 섭취하는 것은 금물이지만 간식이 먹고 싶을 때는 빵이나 과자보다는 과일을 먹는 것이 혈당의 급속한 상승을 막을 수 있는 방법이다.

살구 1회분

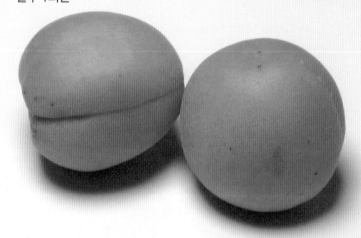

당뇨인에게 좋은 과일은 이것이다.

과일은 당뇨인에게 좋지만 몇몇 과일은 소량만 섭취하는 것이 좋다. 바나나는 당도뿐 아니라 탄수화물 함량도 높다. 멜론은 함유된 탄수화물의 90%가 당일 정도로 당도가 높다. 이처럼 탄수화물이나 당도가 높은 과일은 조금만 섭취한다. 그 외에 사과, 토마토 등은 1회에 200g 섭취해도 무방하지만 사람에 따라 혈당 반응이 심할 수도 있다.

과일명	GI지수	100g당 탄수화물 함량	특징
딸기	29	7.7g	당뇨인이 먹어도 괜찮은 과일들이다. 1회 100~200g이 적량이므로 과식하지 않도록 한다.
살구	29	11g	
토마토	30	4g	
자몽	31	8g	
오렌지	31	11.7g	
배	32	15.5g	
귤	33	8.9g	
블루베리	34	14.5g	
키위	35	14.6g	
무화과	36	19g	
사과	36	14g	
감	37	18.5g	
멜론	41	8g	당뇨인이 섭취를 주의해야 할 과일은 탄수화물 함량이 높거나 탄수화물 대비 당 비율이 높은 과일이다. 건과일은 제조시 당분을 많이 넣기 때문에 당뇨인에게 부적합하다.
복숭아	41	9.3g	
망고	49	28g	
참외	50	11g	
포도	50	18g	
바나나	55	27g	
건자두	44	64g	
건포도	57	79g	
과일 칵테일	55	24g	
복숭아 통조림	63	11g	

당뇨인에게 좋은 견과류
더 좋은 견과류 선택하기

호두, 땅콩, 너트, 견과류, 간식, 술안주

전문가들이 견과류 섭취를 추천하는 이유는 대개 오메가 3 및 오메가 6 섭취를 할 수 있기 때문이다. 특히 오메가 6은 식용유에도 듬뿍 들어 있지만 튀김 요리를 하면 산화되어 나쁜 성분으로 변한다. 그래서 튀김이 아닌 다른 방법으로 오메가 6을 섭취할 방법이 필요한데 그것이 견과류의 섭취이다. 견과류는 대부분 오메가 6을 함유하고 있으므로 견과류를 섭취하면 오메가 6을 싱싱한 상태로 섭취하게 된다. 싱싱한 상태로 섭취한 오메가 6은 혈액순환과 당뇨를 개선하고 비만 예방, 체내 염증 개선, 항암, 면역 증진의 효능이 있다.

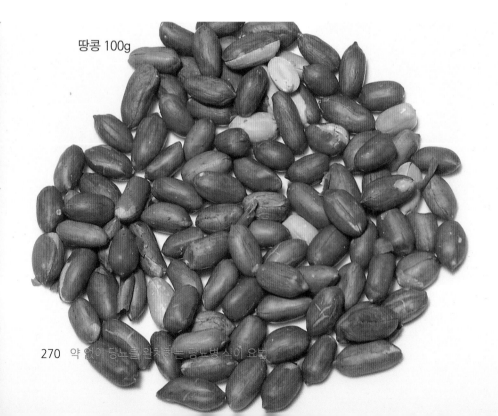

땅콩 100g

오메가3과 오메가6, 그리고 L-아르기닌의 섭취

견과류 섭취는 오메가 3 및 오메가 6 섭취에 좋지만 혈관 개선에도 유용하다. 아몬드와 호두는 동맥을 좁아지는 것을 개선한다. 호두의 오메가 3 지방산은 좋은 콜레스테롤을 늘리는 기능을 한다. 또한 견과류는 대부분 L-아르기닌을 함유하고 있어 혈액순환을 개선한다. 견과류가 정력에 좋은 이유는 L-아르기닌이 함유되어 있기 때문이다.

다만 견과류에 함유된 오메가 3 및 오메가 6은 지방 성분이다. 1회에 많은 양을 매일 섭취하는 것은 피해야 한다. 이들 자체가 지방 성분이기 때문에 예를 들어 땅콩을 매일 많이 섭취하면 한 달 뒤 몇 kg 살이 찔 수도 있다.

적당히만 먹는다면 간식이 먹고 싶을 때 빵이나 과자가 아니라 견과류를 먹는 습성을 기르는 것이 좋은데, 피스타치오와 호두는 간식으로 먹을 만하다. 특히 피스타치오는 배고픔을 느끼는 빈도를 줄여주기 때문에 당뇨 혈당 관리에 유용하다는 연구도 있다.

견과류 명	GI지수	25g당 갯수 및 열량	특징
호두	15	약 6.5알, 162kcal	오메가3 풍부, 뇌 건강 및 치매 예방에 효능
땅콩	7~20	약 50개, 140kcal	오메가6 풍부
아몬드	25	약 20개, 142kcal	오메가6, 단백질 풍부
캐슈	20~27	약 15~17개, 137kcal	오메가6 풍부
피스타치오	4~9	약 35개, 142kcal	오메가6, 단백질 풍부
피칸	27	반쪽 15~18개, 180kcal	노화 예방 및 치매 예방 성분 풍부

주) 견과류 1인분, 즉 한줌 견과류의 무게는 25~30g이다.

두부 반찬과 콩물 GI 42

두부, 생두부, 순두부, 두부조림, 두부구이, 반찬, 두유

당뇨인은 식후 혈당을 낮추기 위해 탄수화물 섭취를 적게 해야 하는데 탄수화물 섭취를 줄이면 배가 고프기 때문에 혈당을 상승시키지 않는 단백질이나 지방으로 고픈 배를 채워야 한다. 두부는 탄수화물은 적고 고단백질, 고지방 식품이므로 비어 있는 배를 채울 수 있는 좋은 반찬 중 하나이다. 다만 두부는 칼륨 함량도 높기 때문에 신장 질환이 있는 사람은 섭취를 피해야 한다.

콩물은 두유의 일종이지만 반찬이나 콩국수용으로 나온 제품이기 때문에 당분 등이 함유되어 있지 않다. 당뇨인이라면 당이 가당된 시판 두유 대신 가정에서 제조한 콩물 음료를 섭취하는 것이 좋다. 탄수화물 함량도 적기 때문에 배고플 때 마시면 좋다. 실제로 콩물을 먹어 당뇨를 개선한 사람들이 민간에는 많이 있다.

두부는 지방 함량이 높기 때문에 1인분 1/4모 이하가 적합하다.

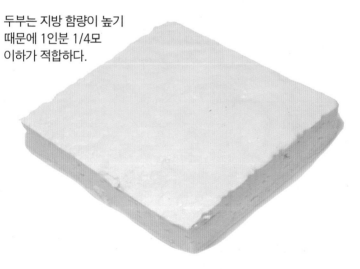

두부 200g
(두부 반모, 1~2회분)

혈당 그래프

| | 식후 | 1시간 | 2시간 |

칼로리 소비에 필요한 운동량

걷기	자전거	필라테스
40분	25분	50분

열량	160cal±	일 2200kcal± 권장
탄수화물	3~4g±	일 250~400g 권장
설탕당	1g±	
단백질	17g+	일 1kg 체중당 1 1g 권장
지방	5~10g±	일 50g± 권장
포화지방	1~1.6g±	일 15g± 권장
다불포화지방	1.4~3mg±	두부는 제조 공정에 따라 영양 성분도 조금 다르다.
불포화지방	0.5~1mg±	
콜레스테롤	0mg	
식이섬유	0.2mg±	일 20~25g 권장
나트륨	50~60mg±	일 2000mg 권장
칼륨	250mg±	일 3500mg 권장

콩물 200ml
(무설탕, 1회분)

혈당 그래프

| | 식후 | 1시간 | 2시간 |

칼로리 소비에 필요한 운동량

걷기	자전거	필라테스
80분	55분	95분

열량	93.8cal±	일 2200kcal± 권장
탄수화물	5g±	일 250~400g 권장
설탕당	2g±	
단백질	9g±	일 1kg 체중당 1.1g 권장
지방	4.2g±	일 50g± 권장
포화지방	0.6g±	일 15g± 권장
다불포화지방	2.6g±	콩물은 제조 공정에 따라 영양 성분도 조금 다르다.
불포화지방	1g±	
콜레스테롤	0mg	
식이섬유	1.2mg±	일 20~25g 권장
나트륨	82mg±	일 2000mg 권장
칼륨	180mg±	일 3500mg 권장

채소, 나물, 버섯, 멸치 반찬

김치, 된장, 채소 반찬, 나물 반찬, 해조류 반찬, 멸치 반찬

당뇨인은 식사 후 혈당이 급하게 상승하거나 하락하는 변동폭을 줄여야 당뇨를 치료할 수 있으므로 식사를 할 때 해조류와 채소 반찬을 먹는 습관을 길러야 한다. 해조류나 채소의 식이섬유는 체내에서 소화 속도가 느리기 때문에 소화된 만큼 혈당이 상승하는 습성상 혈당도 완만하게 상승한다.

가정에서 당뇨용 채소와 나물, 해조류 반찬을 만들 때는 소금은 조금 적게 넣고, 들기름이나 참기름을 한 방울 넣으면 혈관개선에 더좋은 반찬이 된다. 멸치 반찬은 오메가 3 섭취에 좋은 반찬이다. 당뇨용 멸치볶음은 설탕이 아니라 간장을 물에 연하게 풀어서 짜지 않게 볶아서 섭취하고, 오메가 3은 멸치 지방에 많이 함유되어 있으므로 잔멸치보다는 큰 멸치를 볶아 먹는다.

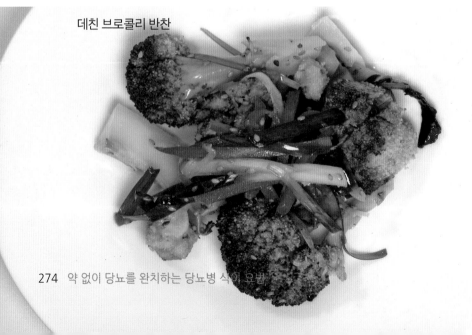

데친 브로콜리 반찬

당뇨에 좋는 반찬들의 GI 지수 파악하기

다음은 당뇨인에게 좋은 반찬 목록과 1회분 열량이다. 양념에 따라 열량은 조금 달라진다. 일반적으로 고추장 양념을 하면 고추장에 함유된 기본 당분 때문에 반찬의 열량은 늘어난다.

과일명	GI지수	1회분 약 70g당 열량
버섯	28	버섯 볶음/32kcal
양배추, 브로콜리	25/26	양배추 찜 /12kcal
무/무말랭이	26/74	무나물/43kcal
샐러드나 쌈채	15~26	소스 없는 야채만/12kcal
가지	25	가지나물/37kcal
연근/우엉	38/45	연근 조림/68kcal
대파/부추	26/28	부추 겉절이/38kcal
숙주/콩나물	22/25	콩나물 무침/38kcal
주키니호박(반찬용)	23	호박 볶음/90kcal
늙은 호박(단호박)	65~75	반찬용이 아닌 호박죽용 호박이다.
배추	23	배추김치/15kcal
시금치	15	시금치나물/60kcal
양파	30	양파구이/55kcal
오이	23	오이무침/35kcal
당근	71	삶은 당근/38kcal
김	15	1장당/0.9kcal
미역	16	1인분 200g/80kcal
다시마	17	생다시마/14kcal
톳	19	톳나물/35kcal
멸치	40	멸치고추장볶음/165kcal
나물 반찬들	생나물이나 산나물을 건조시킨 건나물이나 묵나물은 건조 과정에서 탄수화물이 특별하게 늘어나지 않으므로 GI지수는 10~30 사이이고 당뇨인에게 좋은 반찬이다. 무말랭이처럼 뿌리 작물은 건조 과정에서 영양소 변동이 심해 GI 지수가 높아질 수도 있다.	

야채 샐러드 요리, 반찬 GI 26

당뇨인에게 좋은 야채 샐러드와 반찬

야채 샐러드, 과일 샐러드, 두부 샐러드, 반찬, 간식, 식사

각종 야채 샐러드, 베이비 채소 샐러드나 반찬은 당뇨인에게 좋은 식단이다. 30~50g 내외의 닭가슴살이나 치즈 1장 등을 섞은 샐러드도 지방 성분이 무시할 정도이므로 괜찮다.

다만 샐러드용 드레싱 소스는 마요네즈나 버터의 사용은 금하고 카놀라유, 올리브유, 들기름, 참기름이 좋다. 또는 연하게 탄 간장에 당뇨에 좋은 겨자 향신료를 곁들여 드레싱 소스로 사용할 만하다.

단백질 보충 재료는 닭가슴살도 좋지만 콜레스테롤이 없는 연어나 밀가루 성분은 적고 어육 성분은 많은 고급 게맛살을 사용하면 혈관 관리에도 좋다.

치킨 샐러드

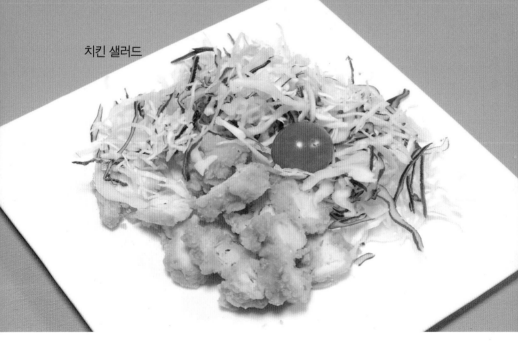

당뇨인도 먹을 수 있을까?
으깬 샐러드 요리, 반찬

으깬 감자 샐러드, 으깬 고구마 샐러드, 으깬 호박 샐러드, 반찬, 간식, 식사

　뿌리 작물을 익히거나 삶은 후 으깬 뒤 마요네즈, 달걀, 소금, 설탕 등을 혼합해 만든 것이 으깬 샐러드이다. 대부분 탄수화물, 당도, 지방 성분이 많기 때문에 당뇨인이 먹기에는 부적합하다.

　으깬 감자 샐러드(메쉬드 포테이토 샐러드)의 GI 지수는 87, 으깬 고구마 샐러드(메쉬드 스위트 포테이토 샐러드)의 GI 지수는 삶은 시간에 따라 천차만별로 달라지는데 보통 감자 샐러드보다는 낮을 것으로 추정된다. 으깬 호박 샐러드의 GI 지수는 65~75 사이로 보인다.

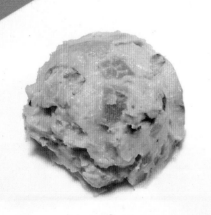
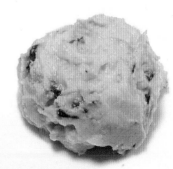

으깬 호박고구마 샐러드

당뇨인은 가공 식품 반찬을 섭취해도 될까?
게맛살, 어묵, 마가린, 햄

가공 식품 반찬, 통조림, 식사, 술안주

가공 식품 반찬은 크게 게맛살, 어묵, 생선 통조림, 육류나 닭고기 원료의 햄과 소시지, 식용 지방인 마가린과 버터가 있다.

이중 당뇨인이 혈당 및 혈관 질환에 안심하고 먹을 수 있는 가공 식품은 게맛살이다. 어육 성분을 많이 사용한 고급 게맛살은 탄수화물과 지방 함량은 적고 단백질 함량이 많으므로 비어 있는 배를 채우는 용도로도 좋다.

음식점에서 보는 어묵 반찬은 보통 밀가루(탄수화물) 함량이 높은 저가 어묵을 사용하므로 탄수화물 섭취를 줄이기 위해 섭취를 자제한다.

고등어 통조림 등의 생선 통조림은 당뇨인의 단백질 보충에 좋다. 요즘은 삼치구이나 갈치구이도 진공 포장 상품으로 판매하는데 생선 가공 식품은 모두 당뇨인에게 좋다.

가공 식품 중 당뇨인에게 적합하지 않은 식품은 볶음 요리에 사용하는 마요네즈와 버터이다.

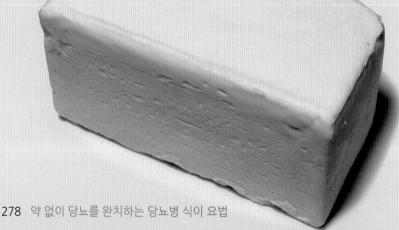

통상 상온에서 고체 상태인 동물성 기름은 몸 속에서 혈관에 달라붙을 확률도 상온에서 액체 상태인 식물성 지방보다 높다. 혈관 관리를 병행해야 하는 당뇨인은 상온에서 고체 상태로 있는 버터나 마요네즈로 볶은 반찬은 아예 섭취하지 않는 것이 좋다.

햄 등의 육류 가공 식품으로 만든 반찬은 혈관 건강에 좋지 않은 동물성 지방과 콜레스테롤을 함유하고 있으므로 섭취를 피한다.

간단히 정리하면 식물성 반찬은 모두 당뇨인에게 적합하다.

탄수화물 함량이 높거나 밀가루 성분이 많은 가공 식품, 조리중 설탕을 많이 넣은 반찬은 당뇨인에게 적합하지 않다.

동물성 가공 식품 반찬과 짠 음식은 당뇨인의 혈관을 누적시켜 악화시킨다. 당뇨는 혈액의 성분 변화 및 혈관 악화, 혈액순환 악화로 인한 치매의 주요 발병 원인이기 때문에 치매를 차단하려면 동물성 식재료과 짠 음식을 피해야 한다. 나트륨을 적게 먹기 위해 무염 식사를 하면 오히려 체액의 이온 성분이 변화되어 신경마비가 온다. 나트륨은 1일 권장량은 먹어야 하되, 매 끼니마다 짜지 않게 간을 하면 된다.

가공 식품명	GI지수	특징
게맛살	55 (추정)	고급 게맛살은 어육 함량이 놓고 탄수화물 함량은 적다. 이런 게맛살은 간식으로 좋다.
어묵(구은 것)	55~70	어묵은 밀가루 함량이 20~70%인 어묵이 있다. 밀가루 함량이 높은 어묵은 섭취를 피한다.
생선 통조림	45~55(추정)	참치 통조림의 GI 지수는 45~50이다.
마요네즈	15	GI 지수는 낮지만 상온에서 고체 상태로 있는 동물성 및 식물성 지방은 당뇨인의 혈관 건강에 적합하지 않은 지방이다.
버터	30	

당뇨인에게 좋은 식용유와 나쁜 식용유
당뇨에게 최고 식용류는?

들기름, 참기름, 카놀라유, 버터, 쇠기름, 돼지기름, 동물성 기름, 식물성 기름

식용유는 포화지방 함량이 적어야 한다. 또한 오메가 6은 튀김을 반복할수록 몸에 나쁜 기름으로 변하므로 튀김유는 오메가 6 성분 및 포화지방 성분이 적고 다른 좋은 성분이 많은 기름이 좋다.

농불성 지방(기름)인 돼지기름은 돈지 또는 리드유라고 불린다. 소의 지방인 쇠기름은 우지 또는 타로라고도 불린다. 동물성 지방은 포화지방이 기름 성분의 50%를 차지하므로 식용에 적합하지 않다. 식물성 기름은 팜유. 가공 기름은 버터가 포화지방 함량이 50% 전후이다. 이들 기름은 건강한 사람들도 적게 섭취해야 하는 기름이다.

상용 식용유에서 포화지방 함량이 가장 적은 식용유는 카놀라유와 들기름이다. 뇌 건강에 좋은 오메가 3 함량은 들기름에 가장 높은 수준으로 함유되어 있다.

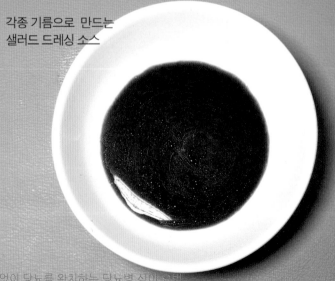

각종 기름으로 만드는
샐러드 드레싱 소스

식용유의 성분 함량 비교 차트

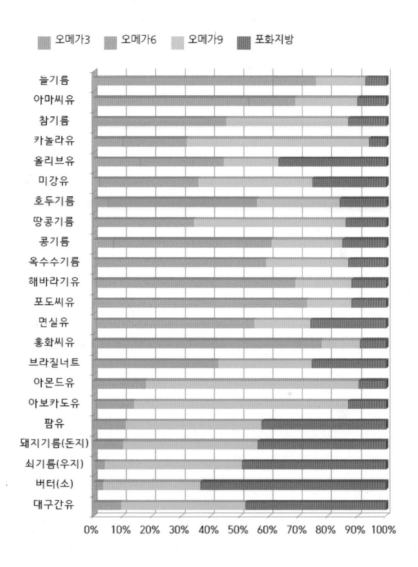

주 1) 카놀라유는 유채 씨앗에서 채종한 기름인 유채유를 말하며 튀김용 기름으로 좋다.
주 2) 섭취시 좋은 콜레스테롤을 증가시켜 혈액순환을 개선하는 성분이 가장 높은 기름은 참기름, 들기름, 카놀라유 이 3가지이다.

예로부터 먹는 것이 보배라는 말이 있습니다. 그러나 당뇨는 너무 잘 먹고 있기 때문에 발생하는 병입니다.

당뇨에서 살아남는 유일한 방법은 먹는 것을 줄이는 것입니다. 먹는 것을 줄이지 않으면 몸이 경고를 보내오는데 그것이 당뇨입니다.

당뇨 경고는 몸이 죽기 싫어할 때 보내옵니다.

당뇨병이 심화되면 그 뒤부터는 가래떡을 먹는 것조차 두려워집니다. 과식은 금물! 의도하지 않게 한 끼에 탄수화물을 많이 섭취하거나, 섭취한 탄수화물 총량이 하루 필요치를 넘어가는 날이면 밤새도록 두통, 손발저림, 당뇨발, 시력장애 같은 당뇨 질환으로 온몸이 쑤시고 아픕니다.

그러므로 계획을 세우고 적게 먹는 것이 당뇨를 이기는 방법입니다.

● 찾아보기

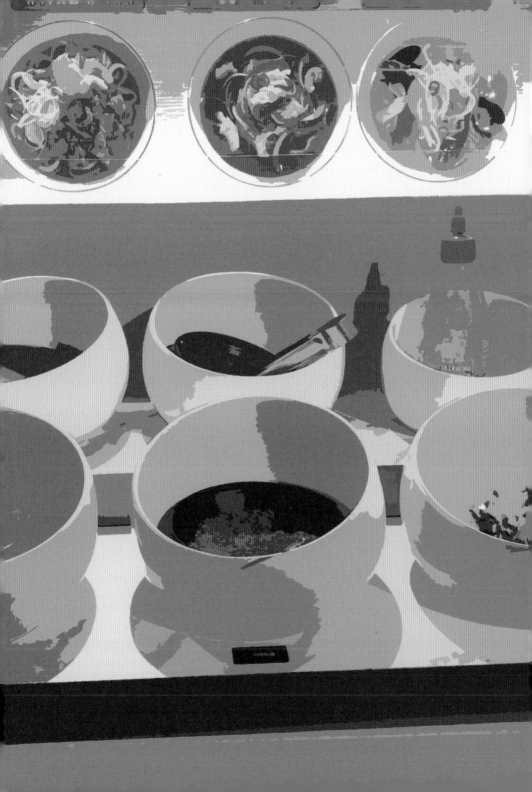

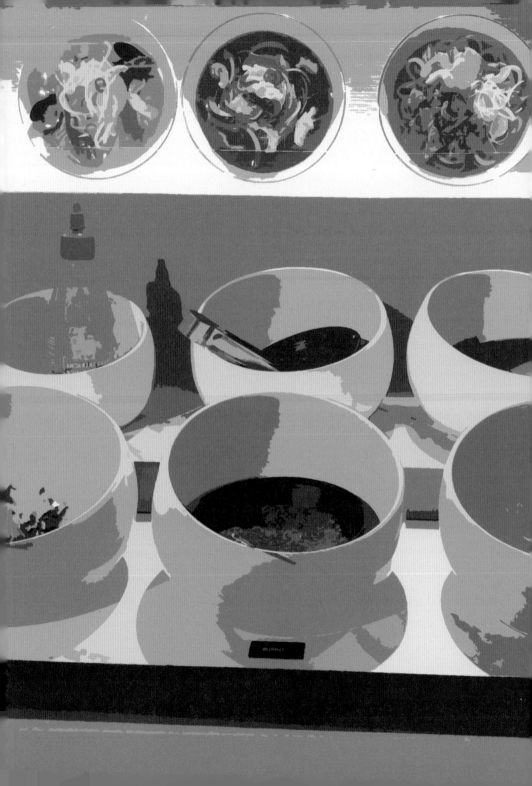